高血压

防治与调养全书

徐大基　编著

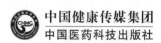

中国健康传媒集团

中国医药科技出版社

内 容 提 要

本书分为认识高血压、诊断高血压、治疗高血压及高血压的循证调护四个部分。

内容涵盖高血压及其常见并发症与合并症的中西医概念、成因及发病机制、治疗与循证调护方案。本书还详尽阐释了高血压的饮食疗法、运动养生及情志调摄的方法。

本书数据详尽、深入浅出，可供高血压以及有与高血压相关疾病（如糖尿病、高脂血症、痛风及其他心脑血管病等病）的患者及家属参考；也可供中医、中西医结合医疗、护理工作者及本科生、研究生和广大中医爱好者、健康养生爱好者阅读。

图书在版编目（CIP）数据

高血压防治与调养全书 / 徐大基编著 . —北京：中国医药科技出版社，2022.11 （2024.11 重印）

ISBN 978-7-5214-3460-6

Ⅰ . ①高… Ⅱ . ①徐… Ⅲ . ①高血压－中医治疗法 Ⅳ . ① R259.441

中国版本图书馆 CIP 数据核字（2022）第 197476 号

美术编辑 陈君杞
版式设计 南博文化

出版 **中国健康传媒集团**｜中国医药科技出版社
地址 北京市海淀区文慧园北路甲 22 号
邮编 100082
电话 发行：010-62227427 邮购：010-62236938
网址 www.cmstp.com
规格 710×1000mm $^1/_{16}$
印张 14 $^1/_2$
字数 221 千字
版次 2022 年 11 月第 1 版
印次 2024 年 11 月第 2 次印刷
印刷 北京京华铭诚工贸有限公司
经销 全国各地新华书店
书号 ISBN 978-7-5214-3460-6
定价 45.00 元

获取新书信息、投稿、为图书纠错，请扫码联系我们。

序一

　　徐大基博士是我忘年挚友，时有切磋交流，深知他勤于学问，岐黄功底扎实，临床实践有专，欣然应邀为其近作《高血压防治与调养全书》一书作序。

　　"高血压病"是西医的病名，中医临床未建立相应名称，而以高血压病症现证，辨识其病机及论治。无论中西医，对表现出高血压症状患者的诊治，对发病基本原因的认识均尚不完全清楚，治疗亦难痊愈。本病可发生于临床各科，临床存在甚多的、有待解决的问题，故而本病属疑难病、常见病、多发病。其并发症、合并症亦多见，严重影响患者预后。

　　大基博士从临床实际出发，编写高血压病症的防治一书，具有普及知识、启迪专研的重要意义。

　　本书论及"认识高血压""诊断高血压""治疗高血压""高血压的养生调护"等内容；以中西医的理念交融，理论与实践互补，从循证调护角度简明地介绍了高血压的早诊断、早治疗的防治措施。我读本书书稿后，更深刻感到在高血压的防治问题上，的确存在一些医源性的诱因、习俗上的误区、认识上的不足，造成患者投医章乱，自我调治方法走偏。如高血压患者宜低盐、低脂、低胆固醇的饮食，肥胖者宜加强运动，却常因医方强调，患方误识，竟以为最好不吃油、盐、肉食，造成低钠血症、营养不良、疲劳，高血压肥胖者以为运动量越大越有助减肥降脂，却引起突发卒中等，这些误区都是当前亟待关注和正确引导的问题。本书编写的初衷正在于此。

我认为现今对高血压的治疗手段原则上属"疏通河道"，因此纠正误区，研究"治本之法"，提高临床治疗水平仍然是目前需要正视的问题。编者在本书中正针对这些问题，对高血压症和病的相同与不同概念内容及其相关性进行了明确的定位，集中论述了高血压常见症、并发症、合并症是高血压的疑难之处和研究的深度所在。在"高血压的养生调护"章节中，详细地介绍了预防措施，以提高人群对高血压早发现、早治疗的防治意识。本书虽以普及为重点，却将普及与深研相结合，中西医优势互补，防、治、养综合论治。由此可见，本书对于临床医生诊治各种类型高血压及其并发症、合并症，或特殊类型的高血压都具有一定的参考价值。

本书内容在其他相关书籍中论及不多，特别是"中医对高血压病因病机的认识及治疗"的内容具有求实性、新颖性、前沿性，在编写格式上也与他书不雷同。全书专业性强，以简驭繁，普及易懂，启迪深研，实用于大众读者，亦供专业人员参考。难能可贵，特此推荐。

国医大师刘敏如教授

2022年6月于北京

序二

　　高血压，俗称"血压高"，无论作为疾病还是症状，对现代人来说都不陌生，很多人甚至认为只要上了年纪，或多或少都会有些高血压，这也反映了该病的高发性和普遍性。2019年，世界卫生组织指出全球约有11亿3千万人患高血压，而只有不到1/5的患者血压得到控制。在中国，高血压患者数量已高达3亿3千万。

　　高血压的临床表现以体循环动脉压升高为主。该病发作时可伴有头晕、头痛、视物不清、疲劳、心悸等症状，平常一般没有症状。患者往往在出现并发症后才发现患病，所以高血压常被称为"隐形杀手"。高血压也是多种心脑血管疾病的主要致病因素，后果危重。因此，关注血压，对于个人的健康管理、疾病预防以及减少高血压并发症的发生等具有重要意义。

　　临床上，我们见到很多高血压患者，在确诊的初期，非常认真对待病情，积极配合治疗，但在血压得到初步控制后，便开始逐渐懈怠，放松警惕，以致出现中风或者更为严重的后果。其实，在治疗控制下的"正常血压"，仍是一颗"隐形炸弹"，必须精心调护，防止血压失控。药物或非药物治疗是控制血压的治标之法，减少血压升高的内在因素是极为重要的调护原则。舒张压的升高与饮食、血黏度、血脂、末梢循环通畅程度等有关；收缩压的升高与作息（特别是睡眠时间）、情绪波动情况、生活压力等有关。因此，对于高血压的日常调护，不可大意，治疗控制下的"正常血压"就像受压下的弹簧，一旦调护不当，极易出现"弹力爆发"的情况。

大基教授，师出名门，从事中医临床数十载，深得岐黄精髓。他基于临床所见，认为高血压是诸多危重并发症的祸端，实有必要提高人们对该病早期诊断、治疗及调理等方面重要性的认识，故成此书。全书在内容上中西融合，丰富翔实；在布局上条分缕析，纲举目张；在文献资料上博览约取，荟萃其精；在案例举隅上画龙点睛，图文并茂，实为一本难得的好书！吾得先机一饱眼福，慨叹作者之用心与付出！值此金秋之际，谨志数语，爰以为序。

香港浸会大学协理副校长、临床部主任

曾肇添中医药临床讲座教授

卞兆祥

壬寅年秋

前言

　　高血压是一常见病、多发病，其发病率几乎占成年人总数的1/4，且有逐渐上升的趋势。高血压也是心脑血管疾病的首要危险因素，高血压及其并发症已居全球死亡原因的首位，不仅严重影响患者的预期寿命和生存质量，而且造成了巨大的公共医疗负担。

　　在日常诊症时，经常接诊到因高血压导致肾衰、中风、心梗等患者。回顾患者的病史，常常发现这些严重的病症，如果在几年前、几个月前、几天前，甚至几个小时之前加以重视，控制血压，救治调养，都不至于后果如此严重。

　　可惜很多人或许从来没有想过自己会是高血压患者，又或者即使知道了，也不知道要怎么做才好。因此，我在这本书中重点剖析3个问题：

　　1.高血压从哪里来——为什么会得高血压？

　　2.高血压会到哪里去——高血压会有哪些并发症、未来会怎样？

　　3.高血压要如何应对——如何预防、治疗和调养高血压？

　　在本书即将付梓之际，首先要感谢众多的患者朋友的支持与信任，感谢国医大师刘敏如教授及香港浸会大学协理副校长卞兆祥教授在百忙中为本书作序，再感谢朋友任美霞女士为本书提出了许多宝贵意见。

同时，必须感谢尊敬的导师黄春林教授、国医大师张琪教授多年来传授有关高血压中医治疗的宝贵经验，并感谢德高望重的国医大师邓铁涛教授多年来的关心和指导。而今，尊敬的张琪教授与邓铁涛教授先后辞世，悲痛之情久久不能平静，谨以此书献给两位尊敬的老师。

本书是在应诊、教研工作之外抽空完成，虽力图全面、准确，但终因时间、能力所限，纰漏之处恐不少。本着学术交流、经验分享的目的，呈献此书予广大读者，期请各位读者朋友不吝指正。然而，必须说明的是，书中所言仅为医学常识及个人临证体会，不可代替正式的诊症，读者切忌按图索骥，自行配药，以免差误。

最后，祝各位读者朋友身心健康！

徐大基
壬寅年秋于香港

第四部分 ▶ 高血压的养生调护

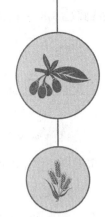

第一部分

认识高血压

血压的定义

将血液输送到全身组织器官需要一定的压力，这个压力就是血压。由于作用与反作用的原理，血液在血管里推送时所遇到的阻力，也叫作血压。

血液流经血管会对血管产生压力，流经动脉产生动脉血压；流经毛细血管产生毛细血管压；流经静脉产生静脉压。

我们平常说的血压，通常指动脉血压。循环血液之所以能从大动脉依次流向小动脉、毛细血管、小静脉和大静脉，是因为各血管之间存在着递减性的血压差。

表1-1 血压形成的基本因素

血压形成条件	机制
心室收缩射血所产生的动力	当心室收缩射血时，直接作用到动脉血管壁，这是动脉压力的直接来源。因此，心跳停止，就不能形成血压
足够的循环血量	如果循环血量不足，血管壁处于塌陷状态，就失去了形成血压的基础。如意外出血量过大、大量出汗、腹泻及长期不进饮食，会因血容量不够而出现血压降低，有的甚至导致休克
大血管壁的弹性	心室收缩时，心脏射血对动脉产生压力，令血管里的血液向前推进；当心脏舒张时，主动脉瓣关闭，射血停止，但血管里的血液仍继续向前推进，并使主动脉压在舒张期维持在一定的水平。这是因为心脏搏血时，大动脉壁被扩张的弹力纤维发生回缩，促进血液运行

高血压的定义

血压升高是一种现象，有时是一过性升高，不一定是疾病；如持续升高则是疾病，称为高血压病（本书简称"高血压"）。高血压的定义：以体循环动脉血压增高为主要特征，可伴有心、脑、肾、血管等靶器官的功能或器质性损害的临床综合征。

《中国高血压防治指南2018年修订版》将高血压明确定义为：对于18岁以上任何年龄的成年人，在未使用降压药物的情况下，诊室收缩压≥140mmHg和（或）舒张压≥90mmHg。根据血压升高水平，将高血压分为1级、2级和3级。根据血压水平、心血管危险因素、靶器官损害、临床并发症和糖尿病进行心血管风险分层，分为低危、中危、高危和很高危4个层次。

表1-2　收缩压和舒张压

血压	特点
收缩压	俗称高压或上压。心脏在收缩把血液送出，对血管造成的压力，这时候血压称作"收缩压"，指心室收缩期的血压。心脏每搏输出量及大动脉血管弹力对收缩压影响较大
舒张压	俗称低压或下压。由于动脉血管的弹性扩张作用，使心脏在舒张期间即使左心室中断射血，动脉内的血流仍持续流动，并维持血液对血管壁的一定侧压力，这个血压就叫"舒张压"，指心室舒张期的血压。心率及外周血管阻力对舒张压有较大影响

血压的测量

血压测量的注意事项

（1）测量血压时，一般要求避免肢体摆动及讲话。

（2）如使用手臂式血压计，可坐位或卧位测量上臂血压。如坐位测量，需要准备适合受测者手臂高度的桌子，以及有靠背的椅子；放松并舒适、安静地靠着椅背坐好，双脚平放在地上，让前臂轻放于桌面上。手肘放在与心脏水平的位置。如果是卧位测量，则需准备受测者肘部能外展45°的体位。

（3）包围上臂的袖套应在肘窝之上2~3cm。袖套的标记处放在肱动脉搏动处。置橡皮软管朝手掌心方向。袖套应该均匀束紧上臂，但勿绑得太紧。

量度血压的上臂部位尽量不要有衣物的拘束，以免对血管造成束缚而影响血压测量结果。

（4）选用合适尺码的袖套。过细的袖套可能导致测出的血压偏高，相反，过大的袖套可能导致测出的血压偏低。

（5）在测量血压时，通常测量2次，测量间隔1~2分钟。两次测量数值，如收缩压差值≤10mmHg，舒张压差值≤5mmHg，则取两次测量的平均值。若两次检测血压差别较大，如收缩压差值>10mmHg，舒张压差值>5mmHg，则需做第3次检查，取3次测量的平均值。

（6）通常需测量双上臂血压，以血压读数较高的一侧作为测量的上臂。

（7）经常出现体位性低血压情况者，应加测站立位血压。站立位血压在卧位或坐位改为站立位后1分钟和3分钟时测量。

（8）在测量血压的同时，应测定脉率。测量后将数值实时、正确地记录在本上。必要时可行动态血压监测。

血压测左侧还是右侧

健康人一般右上肢血压高于左上肢，这是血管解剖生理决定的，并与人们惯用右手有关。所以临床中普遍以右手血压为主。

但也有不少人左上臂血压更高一些，如"左撇子"左侧手臂的血压会较高一些。

当左右上臂血压不一致时，应采用数值较高侧手臂测量的血压值。所以初次测血压的人，可以测量两侧上臂血压，以找出哪侧手臂血压较高。

一般而言，左右臂血压差在一段时间内是不会改变的，因此，下次测的时候就以血压高的一只手为准。又由于左右手臂所测血压常相差5~10mmHg，因此在测量血压时，如左右臂血压不相同，也不用紧张。

若两臂之间血压差异持续>20mmHg，则很有可能有主动脉弓缩窄或上肢动脉闭塞等血管病变，或动脉粥样硬化性疾病，需考虑进行彩色多普勒超声检查或动脉造影检查。但若两臂之间血压差异持续<20mmHg者也不代表血管都无问题，因为如果两侧都存在血管闭塞或硬化，只是程度不同，便可出现

这种情况。

影响准确测量血压的因素

血压测量数据经常波动较大，有的是因为自身因素所致，有的则是因为环境因素及测量操作所致。

常见影响血压测量准确性的因素有：环境、讲话、受测者体位、手臂的位置、血压计的位置、血压计的精确性、袖带大小与长短、袖带位置及缠绕松紧程度、测量次数及是否隔着衣服测量等。

家庭测血压何时最准确

在临床上，经常会遇到患者问：几点量血压最准确？其实没有最准确的时间，只有最方便的时间。

对于已经诊断为高血压的患者，任何时间、任何状态之下测量的血压都代表了某个时刻的血压状态。如运动或活动后血压往往偏高，有的患者则清晨血压特别高等。这些时刻的血压其实更需要得到关注。个别患者为了测量的血压数据好看一点，还会欺骗自己，服药后才测量血压，这样掩盖了未服药时血压的真实水平。不定时测量血压，可以避免出现这种由于心理因素导致血压测量结果不准确的情况。

量血压可了解血压波动的规律（包括在运动状态下的血压波动情况），如果在运动后患者血压过高，则需要建议患者减少运动量，或加强降压治疗，以免运动时血压严重升高而出现生命危险。

曾有一位患者，平时测血压的数值都颇为正常，有时测的血压高了，患者就说休息时间不够，所以血压高了，便继续休息，直到测出一个比较满意的血压数据。后来，患者在一次热天外出打网球时，忽然出现晕厥，幸抢救及时，才脱离危险。分析可知，患者运动后或劳动后血压都非常高，但他总认为血压一定要在静止状态下量，量出来的血压颇为"理想"，但这严重误导治疗。

正确的方法是，量血压无须过度苛求环境安静，有时还需要在运动时或运动后立即进行检测，以更好地了解在不同的状态下，其血压究竟高到怎样的一个程度，这有助于指导患者如何更好控制血压及调整运动量，避免在运动中出现危险。

电子血压计和水银血压计

为了操作简便和准确，家庭监测血压最好选用上臂式电子血压计。

电子血压计测血压方便、实用，易于读数，已被广泛使用；水银血压计如不小心打碎了，汞蒸气有被吸入的危险，且对环境有污染，故多选用电子血压计。电子血压计有两种——手臂式和手腕式。

糖尿病、高血压、高脂血症患者或老年患者，如果已有不同程度的末梢循环障碍，会影响手腕式电子血压计检测的准确性，一般不建议选用手腕式电子血压计。

电子血压计采用的原理和水银血压计采用的原理不同，电子血压计在测量以下人士时，可能会出现严重误差：

◆ 过度肥胖者。

◆ 严重的心律失常者。

◆ 脉搏极为微弱，严重呼吸困难和低体温患者。

◆ 心率<40次/分或>240次/分的患者。

◆ 测压期间血压急剧变化的患者。

◆ 帕金森病患者或双手震颤不止者。

诊室血压、家庭自测血压和动态血压

血压检测是诊断高血压、防治高血压、判断预后、估计靶器官的损伤的重要手段。诊室血压测定是指由医务人员在医院或诊所诊室内，用水银血压计测量所得的血压。诊室血压、家庭自测血压、动态血压这3种不同测量方法在临床应用上各有优缺点。

表1-3　三种血压测量的特点

特点	诊室血压	家庭血压	动态血压
测量地点	医院或诊所	家庭	医院或家庭
白大衣效应	白大衣效应大	无白大衣效应，但也有因紧张而偏高	无白大衣效应
夜间血压	通常不测量夜间血压	通常不测量夜间血压	能了解血压昼夜节律
指导意义	大但不够准确	大但不够准确	大且准确

动态血压是指使用动态血压记录仪测定得到的个人昼夜24小时内，每间隔一定时间的一组血压及心率值。

在测量期间，受试者可如常活动。动态血压监测可了解受试者连续24小时内的血压变化情况，评估降血压药物的疗效，及心悸、晕眩、疲劳和心跳加速等症状与血压的关系。

动态血压监测与诊室血压及家庭测血压比较有其优点，如可定量揭示血压总体高度、波形状况和昼夜节律，观察误差、诊断白大衣性高血压及隐蔽性高血压，对发现难治性高血压的原因、评估血压升高程度及短时变异和昼夜节律等具有较大的价值。

2015年《动态血压监测中国专家共识》强调了动态血压预测心血管发病和死亡的效应较诊室血压更强，更有助于风险评估的指标有：昼夜节律、清晨血压、血压变异以及动态的动脉硬化指数等。

家庭自测血压也有很多优点，家庭血压监测不仅可测量长期血压变异，也可避免白大衣效应，是动态血压监测的重要补充。家庭血压测量，可了解平时一般状态下的血压水平，方便，可实施性强，为广大患者乐于接受。但对于一些心律失常，如心房纤颤的患者，因脉搏绝对不齐，使用电子血压计测血压准确性受到很大影响。对于常常使精神焦虑的患者反复测量血压，越测越高，形成恶性循环，可能误导过度用药而增加风险。

综上，动态血压监测在评估心脑血管风险和降压治疗的效果等方面具有诊室血压和家庭自测血压难以比拟的优势。

高血压的常见症状

症状与血压不成正比

高血压大多起病缓慢，约有1/3的患者无症状，故而不易被人察觉。

表1-4　症状与血压不成正比的类型

类型	特点
1	血压高，没有症状
2	血压正常，但有头晕等症状
3	血压低，但没有症状

高血压症状与特点

随着病情进一步发展，患者可能出现不同程度的头痛、头晕、肢麻、心悸，甚至气喘、胸闷等症状，但这些症状有时很轻微，或症状不特异，早期多易被忽视，直至发生心、脑、肾等并发症时才被发现。

另外，高血压患者所出现的临床症状不一定有特异性，临床也容易与其他疾病混淆。

表1-5　高血压症状与特点

症状	特点
头痛、头胀	高血压可出现头痛、头胀，但不一定所有头痛、头胀都是高血压所致。感冒、紧张、睡眠不足、饮酒等都可致头痛、头胀。高血压引起头痛部位多以前额头、枕后部或全头部为主，少见有固定部位的疼痛，其性质多呈搏动性疼痛。其疼痛有发胀、昏沉、钝痛等特征
头晕	高血压可引起头晕，不过头晕非高血压所特有，其他很多疾病也可导致头晕，如颈椎病等。高血压所致的头晕常伴有失去平衡感，女性出现头晕的概率大于男性。此症若频发于长者要特别注意，有可能为脑卒中的前兆

续表

症状	特点
耳鸣	中耳炎、贫血、老年气血不足等都可导致耳鸣，但多数为单耳耳鸣。高血压或脑动脉硬化等引起的耳鸣往往为双耳，并且耳鸣严重，持续时间较长
心悸、气促、胸痛	长期未获得控制的高血压可引起心肌肥大，由冠状动脉粥样硬化所引起的心肌缺血、心肌梗死等，都可致心脏功能异常。若心力衰竭、血管狭窄，运动量稍增便会有心悸、气促等症状发生
四肢麻木	手指或足趾可出现麻木感，有时表现为蚁行感，其他部位也可出现麻木感，但四肢麻木不是高血压所特有的症状
失眠	高血压引起失眠多表现为睡眠较浅，入睡困难、早醒、噩梦多或易惊醒
注意力不集中	可表现为注意力涣散，近事遗忘等。高血压早期此症状并不明显，后期则明显
夜尿增多、蛋白尿、水肿	血压持续升高可导致肾小管功能受损，直接导致肾小管重吸收功能减退，可致夜尿尿量增多。同时血压持续升高又可导致肾小动脉硬化，可出现蛋白尿，严重者可导致水肿、肾衰竭等

继发性高血压的症状

继发性高血压引起的症状与原发性高血压类似，但一般还会同时有引致高血压原发病症状。如肾性高血压，除了高血压表现之外，可能有蛋白尿、血尿、水肿，或肾功能下降等。

需要注意的是，症状严重程度与血压高低不一定成正比，部分高血压患者可能因没有症状或症状不典型而长期漏诊、误诊。

表1-6　常见继发性高血压的临床特点

引致高血压的疾病	可能出现的临床症状
肾实质性高血压	蛋白尿、血尿、水肿、肾功能下降
肾血管性高血压	血压快速升高 腹部血管有明显波动，有杂音 低钾血症

续表

引致高血压的疾病	可能出现的临床症状
原发性醛固酮增多症	四肢无力 夜间多尿 低钾血症
库欣病	向心性肥胖 满月脸 皮肤紫纹
嗜铬细胞瘤	发作性高血压 面红、心悸、头痛、多汗

无症状性高血压的特点

高血压虽是最常见的心血管疾病，是非传染性疾病中导致死亡的首要原因，但其严重性却被忽视了。很多人并不知晓自己患有高血压，有些人虽已知情却没有积极治疗。

不是所有的高血压患者都有明显的头痛、头晕等症状。有的高血压患者已经出现了不同程度的心、脑、肾、血管等靶器官损害，仍没有明显的症状。可是，一旦出现诱因，如紧张、劳累、熬夜、饮酒等，可发生严重的并发症，如心肌梗死、脑梗死等。

因此，无论是否有症状，症状是否明显，一旦发现血压超过正常值就应积极应对。血压越早得到控制，越能保护心血管，预防靶器官受损。

脉压增大或减小的原因

脉压就是收缩压与舒张压的差值。一般情况下，脉压20~40mmHg为正常范围。

脉压大小取决于心搏出量、左心室射血速率及动脉壁弹性。若心搏出量、左心室射血速率固定但脉压增加，反映血管壁弹性减弱，即血管硬度增加。正常情况下，心脏收缩时，血液冲击主动脉使之扩张，动脉腔管径大小和管壁硬度缓冲了心脏收缩时的压力升高，使机体收缩压维持正常；当心脏舒张时，动脉管壁弹性回缩的压力推动血液前进，使其舒张压正常。老年人血管弹性减退或消失，使动脉弹性和可扩张度明显下降。

脉压变化反映血管弹性改变，脉压大，即血管硬度大。动脉硬化是脉压增大最常见的原因。因此，脉压的增加既是长者高血压人群危险的预测因子，也是青年人血管提前老化的表现。

脉压大还会使人体动脉血管的弹力纤维退行性变性及断裂，使血管内膜损伤的速度加快，同时还使动脉粥样硬化的程度逐渐加重，血管内斑块变得容易破裂，导致斑块不稳定化。此外，动脉瓣关闭不全、甲状腺功能亢进、妊娠等均可导致脉压增大。

另一种情况是脉压减小，其原因需结合病情具体分析。如病情危重时见脉压小，可见于休克早期、缩窄性心包炎或限制型心肌病、心力衰竭等。如果冠心病心肌梗死患者脉压<20mmHg，可能的原因包括心肌梗死后（尤其大面积梗死或存在心室壁瘤时）心脏排血量减少，收缩压减低，或急性心肌梗死伴心衰或心源性休克，均属于严重状态。

还有一些脉压缩小见于缺血、缺氧等导致周围阻力动脉明显收缩的情况，或血液黏度升高等使外周阻力增加导致舒张压升高。影响舒张压的主要因素是心率和外周阻力，外周阻力越大、心率越快，舒张压也高，这也会导致脉压较小。运动可使周围血管扩张、舒张压下降，能增大过小的脉压；一些改善血液循环的中药，如黄芪、丹参、三七等，也能通过改善外周血管阻力而增大脉压。

高血压患者体征及中医四诊表现

高血压患者体征

高血压患者体检时可发现主动脉瓣收缩期杂音，主动脉瓣区第二心音亢进。长期持续的高血压患者可见心尖搏动向左下移位，还可闻及第四心音。

高血压患者中医四诊表现

高血压有许多不同的中医证型，其四诊表现也不同，除了肝阳上亢、痰浊壅阻、瘀血阻络、水气内停等实证表现外，还有脾肾亏虚、气血不足等虚证表现。另外，证型往往不是单一的，常常几个证型混合存在，尤其是虚实夹杂尤为多见。

表1-7　肝阳上亢型和痰浊壅阻型的中医四诊表现

四诊	肝阳上亢型	痰浊壅阻型
望诊	面红目赤、烦躁易怒、面色红润、双目有神、舌红、苔黄厚	怠倦乏力，或体胖臃肿、舌胖嫩、舌边有齿印、苔白腻
闻诊	声音洪亮、语言亢奋、语速快，口气臭秽	气短懒言，睡有鼻鼾
问诊	头晕、头痛、头胀、目眩，胸闷、心悸、耳鸣、夜寐不宁、口苦而渴	头晕头重、胸闷，纳减或恶心泛吐痰涎
切诊	脉弦或弦数	脉弦细滑或虚大而滑

高血压的高危人群

谁易得高血压？

高血压是心血管疾病中发病率最高的一种疾病，且有逐年升高的趋势。高血压的发生受家族遗传、环境因素等特征的影响，其发病率与不同的年龄阶段、性别及是否伴随糖尿病、痛风等疾病有关。

◆家族遗传：高血压患者常可追溯到其高血压家族史。如果父母双方都有高血压，其子女发生高血压病的概率接近50%，如果父母一方有高血压，其子女有30%左右的概率患高血压病。

◆年龄增长：随着年龄增长，患病概率升高。

◆ 男性：男性比女性更容易得高血压，原因是男性应酬、抽烟、喝酒等情形普遍比女性多。另外，雌激素对女性的血管有保护作用，因此通常男性高血压发病率要比女性高。但女性一旦绝经，发生动脉硬化发生或高血压的概率即大大增加，所以女性绝经以后更要关注个人的血压。

◆ 环境因素：环境嘈杂、大气污染等不良的工作和生活环境均促进高血压的发生。

◆ 伴随疾病：常伴糖尿病、血脂异常、肥胖、痛风及睡眠呼吸暂停综合征等。

◆ 生活习惯不良：如过度饮食、喜盐、喜油腻、喜零食饮料，紧张急躁、缺乏运动、长期吸烟及作息无序等均与高血压的发生密切相关。

表1-8　易患高血压的不良生活习惯及特点

不良生活习惯	特点
饮食不当	过量饮食：饮食不节，能量过高，导致肥胖 嗜酒如命：如有高血压病倾向或已有高血压，饮酒可加重高血压，或降低药物疗效，并导致其他并发症。另外，饮酒者常伴随进食量多，特别是肉类食物过多 进食过咸：平时喜欢进食味重食品、零食，尤其是腌制类、熏制类的海鲜零食，如鱿鱼丝、咸鱼，或是腌制类的榨菜、梅菜等。血中盐分增加，肾脏为了调节水电解质平衡，会分泌更多的激素，导致血管收缩，血压升高 过食油腻：喜欢煎炸味重的食物，如肥猪肉、鸡皮等 零食饮料：进食过多零食可导致摄入盐类过多及食量增加。含糖量大的饮料也是导致肥胖的一个重要因素
急躁紧张	长期精神紧张、脾气暴躁是高血压的重要危险因素。生活劳碌、过度劳累、心理压力大，这些因素都可使交感神经兴奋从而使血压升高
缺乏运动	超重和肥胖与高血压患病率关联最显著。超重和肥胖显著增加死亡的风险，同时也是高血压病患病的重要危险因素。不爱走路、以车代步、基本不运动或以静坐方式工作者，常常出现肥胖而患高血压
长期吸烟	吸烟会损伤血管内皮细胞，是导致高血压与并发症最为严重的因素之一
作息无序	三餐不定，饥饱失调，熬夜迟睡或过早起身，生活不规律

特别指出：高血压病虽与遗传因素有一定关系，但绝对不是"命中注定"的，只要保持健康的生活方式，很多情况下可以避免患病。

高血压的发病机制

血压的产生与心搏出量、血容量、血液黏度、末梢血管阻力及大动脉弹性等因素密切相关。

心搏出量

心搏出量是指每分钟心脏收缩时输出的血液总量。心脏做功越强，跳动收缩得越剧烈，输出的血液量越大，血压值越高。饮酒或运动状态下，心搏出量增大则可导致血压升高。

血容量

血容量是指血细胞容量与血浆容量的总和，血浆中的主要成分包括水分、各种蛋白质，蛋白质包括白蛋白、球蛋白、脂蛋白、纤维蛋白原等。血容量大，对血管造成的压力也比较大，血压值会上升；相反，身体大量失血、失水时，血液循环量减小，血压也会降低。如摄入的盐分太高，会导致水钠潴留，血容量升高，而致血压升高。

血液黏稠度

血液中的红细胞浓度、白蛋白、纤维蛋白原、水分等均可影响血液黏稠度。当血液变得黏稠时，血管的阻力增大，心脏必须花费更大的压力推动血液流动，血压值也会随之上升。

末梢血管阻力

末梢血管阻力是指血液在末梢血管不易流动的程度。当血管变得又细又窄，血液无法顺畅流动时，血液就无法运送到身体的每个角落。这时心脏必须耗费更多力量以送出血液，同时也造成血压升高。寒冷与压力也会导致血管收缩，末梢血管阻力升高。

大动脉弹性

大动脉管壁的弹性具有缓冲动脉血压变化的作用。由于大动脉管壁的弹性作用，当心室收缩时，血液中的血压不致过高，而在心室舒张时，在大动脉管壁弹性恢复力的作用下，大动脉内的血液继续向前流动，使动脉管中的血液流动比较平稳，且持续不断。在心室收缩和舒张期内，有一部分血液经过微动脉和毛细血管流入静脉腔。

如果血管硬化，大动脉弹性下降，血液在血管运行时阻力增大，也会导致血压值上升，尤其是收缩压升高；大动脉弹性降低，还会导致舒张压降低，导致脉压变大。

血压为何会忽然急剧升高

一般情况下，经过合理、规范治疗的高血压患者，其血压大多数是稳定的。但在一些特殊情况下，血压会忽然明显升高，有的甚至升高的幅度相当大。血压忽然急剧升高可能诱发中风、心肌梗死、心力衰竭、心律失常等严重心、脑血管事件，并加速肾衰竭的发生与进展。对此，需要特别注意，加以防范。

表1-9 血压忽然升高的常见原因及预防方法

危险时刻	原因	预防方法
早上起床后	人体血压常有波动，大多数晚上低、白天高，尤其早晨醒来后会出现"血压晨峰"现象，容易发生心脑血管意外	晨起及时服药，夜间适当饮水，养成规律的作息习惯

危险时刻	原因	预防方法
饱餐后，尤其暴饮暴食	饱餐后，大量血液流向胃肠道，心肌供血量相对减少，容易引起冠状动脉及脑血管等供血不足。尤其是过度饮食后胃扩张，可影响肺部呼吸造成缺氧，从而进一步影响心脏功能	养成良好的进餐习惯，避免暴饮暴食，平时进食不可过饱，并注意营养均衡
用力排便	用力排便时腹压增加，可致血压骤升，不仅容易增加脑出血风险，还容易导致动脉硬化斑块破裂形成血栓，增加心肌梗死或缺血性脑卒中风险	保持大便通畅，避免过度用力排便
突然受到冷热刺激	气温骤降、洗冷水澡或冷水游泳等会引致血管收缩，血压升高，增加脑出血风险；洗热水澡、环境过度炎热或热辐射等则会导致全身表皮血管扩张，血液大量涌入外周血管，造成心脑血流量减少，增加心肌梗死、脑梗死风险	高血压患者洗澡时，水温控制在38℃左右，时间10~15分钟。另外，避免洗澡后受凉
弯腰搬重物	弯腰时头部位置低于心脏，致大量血液流向脑部，搬重物则会进一步升高脑部血压，容易导致脑血管破裂	高血压患者，尤其是长者，应避免弯腰搬重物及突然发力
情绪激动	生气、着急、惊恐、精神紧张、暴怒、激动等可致血压急剧升高或急剧变化。情绪激动会导致交感神经异常兴奋，也会刺激机体释放大量的肾上腺素、去甲肾上腺素等收缩血管，导致外周血管的阻力增加，从而升高血压，增加脑卒中风险	心态平和，随遇而安，避免大喜大悲
突然停药	个别患者担心药物副作用，擅自停药，很可能导致血压骤然升高，增加心脑血管意外发生的风险，严重者可导致猝死	不可擅自停药
饮酒过量	酒精能让心率加快、血压升高，增加心、脑血管意外事件的风险。如长期酗酒，会破坏心肌，久而久之导致心脏衰竭	戒酒
性活动	性活动属于中等体力活动，也是一种精神兴奋、情绪激昂的情感活动。进行性活动时，会使血压明显升高，高潮时所带来的冲动，更致血压进一步骤升。如果原先血压控制不理想者，可能因此诱发心肌梗死、脑中风等意外	血压控制合理者不必禁欲，但需有节制。如血压未获良好控制或有明显的心、脑、肾等并发症者，应停止性生活。如进行性活动时感不适，需就医
剧烈运动	合理运动对于改善心血管功能及稳定血压等均有益。但剧烈运动，心搏出量骤然增大，则可导致血压急剧升高，诱发心、脑血管疾病	血压控制不佳或有明显并发症者，一般不宜剧烈运动

续表

危险时刻	原因	预防方法
饮浓咖啡	适中浓度和适量的咖啡对大脑具有兴奋作用，可振作精神，改善疲劳。若过浓则直接兴奋呼吸中枢和血管运动中枢，使呼吸加深加快，血压上升	避免饮用浓咖啡
饮浓茶	高浓度茶，尤其是红茶所含的茶碱可引起大脑兴奋，使人不安、失眠、心悸	避免喝浓茶，尤其避免睡前饮茶
熬夜	熬夜可致紧张、焦虑、烦躁，导致大脑皮质兴奋抑制过程平衡失调，血管收缩异常，血压升高，增加高血压意外的风险	避免熬夜，合理作息
缺水	一方面，身体水分不足时血管条件反射性地收缩，开始时是毛细血管，最后发展到大血管，以保证身体重要器官供血，但血管收缩会使血压明显升高；另一方面，在缺水时血中钠盐浓度也就相对增加，这样也会刺激机体的化学感受器，导致血压升高；另外，因脱水而导致血液黏度升高，导致血管阻力增高，亦可使血压升高，增加心、脑血管意外事件的风险	晚上睡觉之前及起床之后喝一杯温开水，避免血黏度过高

白大衣高血压与隐匿性高血压

每个人在不同的环境之下，血压都会有波动。有人面对穿白大衣的医护人员或置身于医院环境时就不由自主地血压升高。临床通常将患者在诊室中血压升高，在诊室外血压正常的现象称为"白大衣高血压"，也称为"白袍高血压"。

与白大衣高血压相反，有些人士到医院血压正常，可回到家里则血压很高。临床上将诊室内血压正常，诊室外血压较高的现象称为"隐匿性高血压"。

白大衣高血压和隐匿性高血压在临床中十分常见，是与患者心理因素相关的血压升高现象。这两种高血压均在一定程度上表现出与持续性高血压类似的心、脑、肾等靶器官损害。

白大衣高血压表示患者诊室内血压升高，其诊室外血压可升高也可正常；白大衣高血压可发生在血压正常人群，也可发生在持续高血压人群。相对于持续性高血压和白大衣高血压，隐匿性高血压无明显症状，难以在门诊发现，易被忽视，可产生严重后果。

表1-10　白大衣高血压与隐匿性高血压的鉴别

分类	特点	诊断标准
白大衣高血压	诊室内血压升高，诊室外血压正常	在非同一时间至少2次诊室测量收缩压≥140mmHg和/或舒张压≥90mmHg，而自动血压监测的均值≤135/85mmHg，同时排除其他继发性高血压
隐匿性高血压	诊室内血压正常，诊室外血压升高	未经过治疗的个体在诊室内血压<140/90mmHg，诊室外平均血压>135/85mmHg

高血压前期

美国高血压预防、检测、评估和治疗全国联合委员会第七次报告正式提出将收缩压120~139mmHg和/或舒张压80~89mmHg定义为"高血压前期"。《中国高血压防治指南》（2010）则将高血压前期的血压范围定义为"正常高值血压"。

高血压前期同样是多种心血管病危险因素，对于高血压前期，也应及时采取适当措施，避免发展到靶器官损害。

《中国脑血管病一级预防指南》（2019）中提出，高血压前期人群应积极建立健康的生活方式并且规律监测血压，但是如果同时合并心肌梗死、心力衰竭、糖尿病、肾脏疾病则应给予降压治疗。

高血压前期的非药物治疗主要是指调整生活方式，包括减肥、膳食调整、减少钠摄入、锻炼、戒除饮酒等方面，这些健康生活方式能有效预防高血压前期进展为高血压。

血压与天气

高血压及其并发症一年四季均有发生，但冬季发病率最高。

中医认为"天人相应"，外界温度、湿度、风力、大气污染等对人体及血压均会造成一定的影响。冬天气候寒冷，或夏天室内空调冷气太大，人长时间待在寒冷环境里，寒主收引，如感寒而不保暖，则血脉拘挛，脉道阻力增大，引发血压升高。特别是年老体弱者，阳气虚损，鼓动无力者，气虚而致瘀，导致血压升高。

一般来说，夏天室外天气炎热，人体血管扩张；且出汗较多，可导致血容量下降，血压下降。冬天气温下降，气压升高，寒冷使交感神经兴奋，外周血管收缩，血流阻力增加，血压升高。

血压的波动与气温呈负相关，与相对湿度呈正相关。对于控制尚可的高血压患者可产生一定的影响，对血压控制不佳的患者影响更为显著。

高血压脑出血是老年人最常见的死因之一。其发病和死亡既有生理、病理和社会等方面的因素，也受环境、气象的影响。一般认为寒冷对此病影响较大。研究表明，脑出血死亡与气温呈负相关，与气温差和气压差呈正相关。在严冬或气候突变时，老年高血压患者或脑出血患者，要注意保暖，避免恶劣气候环境的不良刺激，可减少脑出血的发生或死亡。中医主张体育锻炼，提高身体的抵抗力。在天气骤寒或特别炎热时，应尽量减少户外活动，注意保暖或降温。

高血压十大误区

多年的临床实践，接触过不少高血压患者，发现几乎每一位血压控制不理想的患者都有自己的一套"降压理论"。这些理论多存在认识上的误区，导致了高血压诊断、治疗、调养等方面出现了偏颇。

误区一：不重视检查血压

患者常有诸多借口，如没有感觉不舒服，没有时间，就不做检查；或没有意识到需要检查血压，以致漏诊。

误区二：没有症状不治疗

高血压患者有的会有头晕、头痛等症状，但由于每个人的耐受性不同，血压高低与症状并不一定成正比。没有症状者不等于血压就正常。长期规律有效地降压是防治高血压导致靶器官损害的关键。

高血压之所以被称为心脑血管疾病的"隐匿杀手"，是因为高血压的危害是无形的、悄无声息的，在没有出现症状之前，血压的持续升高已经对心、脑、肾等重要器官造成损害，待出现脑卒中、心力衰竭、尿毒症时，为时已晚。

误区三：降压越快越好

高血压患者在确诊后，不见得都要马上服用降压药，如果服用降压药，也一般先小剂量开始用药，随后逐渐增加剂量。很多患者会问：为什么不直接大剂量用药快速降压呢？

其实，血压不是降得越快越好，除了高血压急症，如主动脉夹层、高血压危象等需要快速降压外，通常情况下，应按"缓慢、平稳"的降压原则进行治疗。用药后2~4周达到目标值。血压降得过快、过低则容易发生缺血性事件，甚至并发脑梗等严重后果，尤其是老年患者风险更大。个别患者心情急躁，自行更改用药剂量或多药同服，以求快速降压，若血压降得过快，会导致脑供血不足，出现头晕乏力，甚至诱发脑梗死等严重后果。

误区四：血压降得越低越好

冠状动脉狭窄、中风、肾衰竭、透析、年长者，通常血压不可过低，否则易诱发并发症。

误区五：降压药只能早上吃

有人认为降压药应一律早上服用，如晚上服用会导致夜间血压过低。其实，这观点并不全面，甚至是错误的。正确的做法是定时服药。

首先，如果选用的降压药的降压作用能覆盖24小时，则服药时间在一天中的任何时间都是合理的。但实际上大部分降压药不具备持续24小时持续降压的疗效，因此，为了保持稳定的血药浓度，达到持续、稳定降压疗效，一般早晚各服药1次。

临床上常见的血压高峰在早晨（即"晨间高血压"）以及较为少见的"夜间高血压"，服药时间均应在晚上。

误区六：过分关注血压数值而精神紧张

有的患者诊断为高血压后，整天处于紧张不安的状态。有的每天多次测血压，且对血压值十分关注。过频测血压会导致精神紧张，而紧张本身就是引起高血压的重要诱因。事实上，个人24小时血压是有波动的，不同时间测量的血压值不可能完全一致，更没有必要因此认为"血压不稳"而频繁加减药。一般建议，在起始治疗时，每日早晚自我监测血压1次。经治血压稳定正常后，每周不定期抽查1~2次血压即可。

误区七：血压正常就停药

高血压患者大多数情况都需要长期服用降压药，但有些患者发现血压降至正常后就停药，这做法是错误的。也不是说高血压患者都需要终身服降压药，一些年轻的高血压患者，在血压控制一段长时间后，可在密切观察之下小心地逐渐减少药物的种类和剂量，直至停药。停药之后仍要坚持监测血压，如果再升高，则仍需要服药。只有那些能够严格坚持非药物治疗，即健康生活方式的患者才可以减药量。在减药过程中，必须密切监测血压变化。

误区八：年轻人、瘦人不会患高血压

高血压确实常见于老年人或肥胖者，但不等于年轻人、瘦人就不会患高血压。只是老年人、肥胖者高血压的发病率高些。近年来，随着学习、工作等压力的增加，高血压的发病有年轻化趋势，不仅青少年，儿童的高血压发病率也在增加。所以，包括儿童、青少年在内的所有人都应该重视血压的测定和预防。同理，瘦人如果精神压力大、饮食过咸、吸烟、又缺乏运动，同样也是高血压的好发人群。

误区九：只服降压药，忽视整体改善生活方式

有的高血压患者一边服药，一边抽烟喝酒。事实上，合理的膳食结构、戒烟戒酒、适量运动和心理平衡是控制高血压的基本措施，缺一不可。

误区十：忽视整体治疗

高血压患者除了高血压表现外，还可能有合并症或并发症，临床应该全面治疗。

长期服药、经常运动且不抽烟，为何仍"出事"？

〔患者〕男，56岁。

〔主诉〕患者2周前在打网球时，忽然感觉严重"不够气、呼吸不了"。紧急入急诊，心脏血管检查提示：一条完全堵塞，一条堵塞1/3。进行"通波子"治疗后来诊。

〔追问病史〕患者患糖尿病10多年，长期服用降糖、降脂药物。定期检查空腹血糖基本正常，虽然糖化血红蛋白多数在7%以上，但被认为"没事"，也没有加强降糖治疗。平时经常登山、跑步，两年前还参加全程马拉松比赛。另外，患者10年前即开始出现血压升高，因为平时没有头晕等症状，就没有特别治疗。曾检出尿中有蛋白。

平时喜欢零食、咸食，迟睡，近一年睡眠差，经常失眠。在运动时又感头晕、胸闷。近两年来常出现倦怠、"不够气"、胸闷等症状，但休息之后都能缓解。因此以为运动之后出现胸闷乃正常反应，未进行心脏相关的检查。

〔评述〕患者事实上已经有多年的高血压、糖尿病、高脂血症病史。虽然长期就诊，不吸烟，也长期运动，甚至运动量也很大，但最后还是"出事"。分析原因如下。

①顾此失彼：长期糖尿病得到治疗，高血压则因无症状，没有引起足够的重视。

②治疗不规范：糖尿病虽然有服药，空腹血糖虽正常，但糖化血红蛋白高，表明长期血糖控制不佳，治疗不规范，没有达标。患者喜欢零食，导致平均血糖偏高。在这里也提醒大家，即使空腹血糖正常，仍要留意餐后血糖，如果餐后血糖持续升高，会导致平均血糖偏高，加速血管的硬化。

③忽视症状：患者在运动时出现无力、"不够气"、胸闷等症状时已属中医"胸痹"，表明心脏已经受累，应及时检查心脏状态，并采取合理的治疗方式以改善血管状态。

④不当运动：患者虽坚持运动，但运动量过大。患者有心血管"隐疾"而勉强运动，尤其是参加剧烈运动、出汗多的运动，往往成为诱发"出事"的原因，需要避免。

⑤不良习惯：吸烟会令血管内皮细胞受损，加速血管硬化过程。患者虽没有吸烟，但其他的一些不良习惯，如迟睡、饮水少，喜欢零食、咸食等不良习惯不但令血糖、血压升高，也会加重血管损伤，同时会诱发血栓，造成意外。

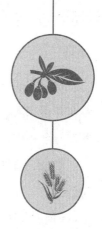

第二部分

诊断高血压

确定是否有高血压一般来说还是比较容易，凭借血压计就能明确。但从专业角度来看，高血压不仅仅是有血压本身的问题，更主要的是其存在的并发症与合并症。

因此，高血压患者就诊时，主诊医师为了明确诊断，通常会询问如下问题：

◆ 何时发现血压升高？

◆ 平时有何不适？

◆ 既往有无糖尿病、痛风、高脂血症、肾病等其他疾病？

◆ 家人是否有高血压等病史？

◆ 吸烟吗？喝酒吗？

◆ 平时喜欢吃什么？吃东西很咸吗？

◆ 工作或生活紧张吗？性格暴躁吗？

◆ 运动习惯如何？

高血压的诊断标准与分级

高血压定义：在未使用降压药物的情况下，诊室收缩压（SBP）≥140mmHg和（或）舒张压（DBP）≥90mmHg。根据血压升高水平，将高血压分为1级、2级和3级。

如患者的收缩压与舒张压分属不同的级别时，则以较高的分级标准为准。单纯收缩期高血压也可按照收缩压水平分为1、2、3级。

在诊断时，还要注意患者平时的血压。如原长期血压偏低而目前较前明显升高者，也要注意其发展为高血压的可能。

发现血压升高，需要排除继发性高血压。寻找其他心脑血管危险因素、靶器官损害以及相关临床情况，从而做出高血压病因的鉴别诊断，评估患者的心脑血管疾病风险程度，指导诊断与治疗。

表2-1 血压水平分级和定义

类别	收缩压（mmHg）		舒张压（mmHg）
正常血压	<120	及	<80
正常高值（高血压前期）	120~139	及/或	80~89
高血压	≥140	及/或	≥90
1级高血压（轻度）	140~159	及/或	90~99
2级高血压（中度）	160~179	及/或	100~109
3级高血压（重度）	≥180	及/或	≥110
单纯收缩期高血压	≥140	和	<90

注：参考《中国高血压防治指南2018年修订版》。

不同地区高血压诊断的标准及分期不尽一致，可作参考。

表2-2 美国心脏学会2019年高血压诊断指引

血压类别	收缩压 mmHg		舒张压 mmHg
正常	<120	及	<80
偏高	120~129	及	<80
高血压第一期	130~139	或	80~89
高血压第二期	≥140	或	≥90
高血压危险期	≥180	及/或	≥120

高血压心血管风险分层及其影响因素

脑卒中、心肌梗死等严重心脑血管事件是否发生、何时发生难以预测，但发生心脑血管事件的风险水平不仅可以评估，也应该评估。高血压及血压水平是影响心血管事件发生和预后的独立危险因素，但是并非唯一决定因素。大部分高血压患者还有血压升高以外的心血管危险因素。因此，高血压患者的诊断和治疗不能只以血压水平为依据，必须对患者进行心血管风险的评估并分层。

心血管风险分层根据血压水平、心血管危险因素、靶器官损害、临床并发症和糖尿病患病情况，分为低危、中危、高危和很高危4个层次。

如3级高血压伴1项及以上危险因素；合并糖尿病；有临床心、脑血管病或慢性肾脏疾病等并发症，属于心血管风险很高危。

表2-3　高血压患者心血管风险分层

其他心血管危险因素和疾病史	血压			
	SBP	130~139	140~159	160~179	≥180
	和（或）	和（或）	和（或）	和（或）
	DBP	85~89	90~99	100~109	≥110
无其他危险因素	低危	低危	中危	高危
1~2个其他危险因素	低危	中危	中/高危	很高危
≥3个其他危险因素，靶器官损害，或CKD3期，无并发症的糖尿病	中/高危	高危	高危	很高危
临床并发症，或CKD≥4期，有并发症的糖尿病	高/很高危	很高危	很高危	很高危

注：
①参考：《中国高血压防治指南2018年修订版》。
②CKD：Chronic Kidney Disease，慢性肾脏疾病。

高血压本身的升高幅度，高血压患者心、脑、肾、血管等的靶器官损害，及是否存在伴随疾病及心血管危险因素等，是评估高血压患者心血管风险分层的重要参考，对早期积极治疗高血压也具有重要意义。

表2-4　影响高血压患者心血管风险分层的重要因素

心血管危险因素	靶器官损害	伴临床疾患
高血压1~3级	左心室肥厚	脑血管病：如脑出血、缺血性脑卒中、短暂性脑缺血发作
男55岁以上女65岁以上	颈动脉粥样斑块	心脏疾病：心肌梗死病史、心绞痛、充血性心力衰竭

续表

心血管危险因素	靶器官损害	伴临床疾患
血糖异常	肾小球滤过率下降	肾脏疾病：糖尿病肾病、肾功能受损
血脂异常	外周血管受损	外周血管疾病
心血管家族史	小动脉硬化	视网膜病变：视网膜出血或渗出、视神经乳头水肿
肥胖	胰岛功能受损	糖尿病

继发性高血压

按发病的原因，高血压可分为原发性高血压和继发性高血压。原发性高血压是指无明确发病原因的高血压，占整个高血压群体的九成以上，我们平时所指的高血压大多都是原发性高血压。

继发性高血压也就是某些确定的疾病引起的高血压。排除继发性高血压十分重要，消除原发病可完全改变这部分患者的预后。如尿路梗阻性高血压是一种常见的继发性高血压，但临床常被忽视，长期单纯靠降压药物控制血压治疗效果却不理想，最后因错过最好的治疗时机而导致肾衰竭及心脑血管疾病。

由于大多数高血压都是原发性高血压，因此，对于初诊的高血压患者，是否都需要进行"排查式"的系统检查？需专业医师做出判断。

比如在就诊过程中，出现了一些继发性高血压的"蛛丝马迹"，则不可忽视：

◆ 严重或顽固性高血压。

◆ 年轻时发病。

◆ 原来控制良好的血压忽然恶化。

◆ 忽然发病。

◆ 阵发性高血压。

◆ 蛋白尿。

如有以上情况，通常建议进一步检查。

表2-5　常见的可引起继发性高血压的疾病

类别		疾病
慢性肾脏病	肾实质性疾病	慢性肾炎 先天性多囊肾病 遗传性肾炎 肾结石、梗阻性肾病、慢性肾盂肾炎
	肾血管性疾病	肾动脉硬化 肾动脉血栓栓塞
内分泌性疾病		原发性醛固酮增多症 库欣病 嗜铬细胞瘤 甲状腺功能亢进症
引起高血压的大血管疾病		主动脉瓣关闭不全 大动脉炎综合征 主动脉狭窄
其他可引起高血压的疾病		脑血管疾病 脑瘤 脑炎 颅脑外伤

高血压的常见并发症

如果血压长期升高而未合理治疗，可造成血管、心脏、颅脑、肾脏和视网膜等靶器官的损害，这种由于血压升高直接导致的靶器官损害与血压升高有因果关系，这些病症就是高血压的并发症。

表2-6 高血压常见并发症

高血压并发症	心脏压力增大		左心室肥厚
			心力衰竭
	小动脉硬化、动脉粥样硬化	脑动脉、颈动脉粥样硬化	短暂性脑缺血发作
		冠状动脉粥样硬化	急性心肌梗死
			冠心病、心绞痛
		主动脉硬化	主动脉夹层
		脑部小动脉硬化	脑梗死
			脑出血
		眼底小动脉硬化、出血	眼损害
		下肢动脉粥样硬化	闭塞性动脉硬化
		肾动脉粥样硬化	肾血管性高血压及高血压恶化
		肾小动脉硬化	肾损害、尿毒症

高血压的常见合并症

高血压合并症指的是与高血压本身并没有明确的因果关系，但可能存在共同的病因，或临床上会互相影响而经常相伴出现的疾病。

表2-7 高血压的常见合并症

合并症	特点
糖尿病	与高血压具有同构型，即有共同的病因，都与代谢有关。如高血压、糖尿病、高脂血症及肥胖同时存在，则称为代谢综合征
高脂血症	
肥胖	
痛风	常与高血压相伴发病
性功能障碍	高血压及降压药可导致或加重性功能障碍
白内障	长者高血压多伴白内障
便秘	便秘与高血压无必然关系，但便秘可增加高血压的风险
忧郁、焦虑	与高血压无因果关系，但忧郁、焦虑可导致高血压难治

合并症	特点
失眠	失眠可导致高血压难以控制，或晨起血压偏高
脑动脉硬化症	高血压可导致或加重脑动脉硬化
血管性脑痴呆	高血压可加重血管性脑痴呆
骨质疏松症	由于二者都与年龄有关，因此二者常同时出现
更年期综合征	更年期时容易出现血压升高

高血压的就诊与管理

日常门诊中经常听到患者问：现在我得了高血压，该怎么办呢？

原发性高血压目前没有根治的方法，合理就诊与管理，对控制病情、预防并发症十分重要。

首先要明确引起自己血压升高的相关因素，定期检查血压。必须定期就诊，及早诊断和接受合理治疗。同时应该提高疾病的自我管理能力，才能最有效地控制病情。

一次测量发现血压高，不要紧张，要多次在不同时间检查，如果确认血压高，则按高血压管理：

◆ 定期复诊：目的在于分析血压升高的原因，排除继发性高血压，分析有无危险因素、心血管并发症等，确定高血压危险程度。

◆ 复诊时间：一般来说，血压略高于正常值，3~6个月复诊。在初诊期，如血压明显升高，则1~3个月复诊；如血压严重升高，或伴有头痛、胸闷等不适者，要随时就诊。

◆ 确定血压升高后，应低盐饮食；脾气暴躁者，一定要心平气和，避免过劳。

◆ 对于高血压合并糖尿病、肾病的患者，如果血压130~139/80~89mmHg，则需给予药物降压治疗。

◆ 低危人群，观察3个月，如血压仍在140/90mmHg以上，则降压治疗；

中危人群，观察1个月，如血压仍在140/90mmHg以上，则行降压治疗；高危人群，立即进行降压治疗，药物治疗后一般需要及时复诊。

因为各人体质的不同，复诊的频度除了参考高血压具体数值之外，还要参考患者的年龄、一般状态与是否存在并发症或合并症及其严重程度。

表2-8 美国成年高血压患者复诊建议

血压	收缩压（mmHg）		舒张压（mmHg）	复诊建议
正常血压	<120	和	<80	2年内复查
高血压前期	120~139	或	80~89	1年内复查
高血压一期	140~159	或	90~99	2月内复查
高血压二期	≥160	或	≥100	1月内复诊。如果血压高于180/110mmHg，应根据临床状态及并发症情况立即或在1周之内进行评估和治疗

上述复诊建议仅供参考，不应视为绝对的守则。因为上述参考的指标仅仅是血压，并未考虑其他疾病情况，不同人士由于生活环境及方式不同，病情也不同。因此，高血压患者的复诊具体建议须由主诊医师确定。

高血压诊断流程

- 体检发现血压升高，或偶然发现血压升高
- 多次测血压，以确切了解血压情况
- 了解既往史、家族史、现病史；判断是否肥胖、了解有无水肿等症状
- 必要时进行检查：了解是否存在并发症，如进行尿蛋白、血脂、血糖、眼底、心脏等检查
- 排除继发性高血压
- 确定高血压严重程度及状态

高血压可能需要的检查

诊断高血压一般无须进行特殊检查，仅使用血压计检查便可获得明确的诊断。

但为了解血压波动规律、高血压的病因及是否出现靶器官受损等并发症与合并症时，则需考虑进行其他的检查。

譬如，血压的昼夜节律异常对靶器官的影响较大，多数心脑血管事件好发于凌晨，并与凌晨血压增高（又称血压晨峰现象）密切相关。因此，有时为了对高血压患者血压昼夜变化有更客观的认识，就要使用动态血压监测技术。

再如，如果考虑高血压可能是由肾血管狭窄所致，则就要考虑进行肾血管造影等检查；已被广泛证实左心室肥厚为原发性高血压患者的一个独立的危险因素，为了解是否存在左心室肥大，就要进行心脏影像学检查。

表2-9　高血压患者常用的检查项目

检查项目	具体方法	目的
血脂、血糖、尿酸	血脂、血糖、血尿酸检查	了解高血压合并症情况
心脏	心电图、超声心动图、胸部X线、运动试验、CTA、MRI及MRA、冠状动脉造影检查	了解心脏结构与血管状态
肾脏	尿常规、尿蛋白与肌酐比值、血清肌酐、肾小球滤过率检查	了解肾功能及肾损害情况
	肾CT、MR检查	了解是否有肾上腺皮质增生、肿瘤，嗜铬细胞瘤
血管	颈动脉超声检查	了解颈动脉内膜中层厚度，预测心血管事件
肾血管	肾血管超声、肾动脉血管造影检查	了解肾血管是否狭窄
眼底	眼底镜检查	视网膜动脉病变可反映小血管病变情况
脑	头颅MRA或CTA检查	有助于发现脑腔隙性病灶、无症状性脑血管病变
内分泌功能	醛固酮（ALD）、促肾上腺皮质激素（ACTH）、肾素（Renin）、血管紧张素Ⅱ（AⅡ）、皮质醇（Cor）检查	了解肾上腺皮质功能、肾动脉狭窄情况

注：①CT：计算机断层扫描；②CTA：计算机断层扫描动脉造影；③MRI：磁共振成像；④MRA：磁共振血管造影。

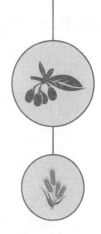

第三部分

治疗高血压

高血压治疗的整体方案

　　应首先全面评估患者的整体状态，在高血压的分级、危险分层的基础上做出治疗决策。

　　很高危患者，应立即开始对高血压及并存的危险因素和临床情况给予综合治疗；高危患者，则应立即开始对高血压及并存的危险因素和临床情况给予药物治疗；中危患者，可先对患者的血压及其他危险因素给予为期数周的观察，评估靶器官损害情况，然后决定是否以及何时开始药物治疗；低危患者，应给予较长时间的观察，反复测量血压，尽可能做24小时动态血压监测，评估心、脑、肾、血管等靶器官损害情况，然后决定是否用药、何时开始药物治疗。

治疗原则和措施

治疗原则

　　在高血压的治疗中，需要做到标本兼顾，短期与长期目标相结合。不仅要控制血压稳定与正常，还要注意以下几点：

- 心血管疾病的高危因素。
- 心、脑、肾、血管等器官是否受累。
- 是否存在临床并发症，如心脑血管疾病、肾病、眼底病变等。
- 是否有其他合并症，如糖尿病、高脂血症、肥胖、睡眠呼吸暂停综合征等。

治疗措施

　　高血压是一种与生活方式有关的慢性疾病，因此高血压的治疗是整体疗法，其中包括生活方式的调整、饮食控制、合理运动、精神调养、药物治疗等。其中合理运动、饮食控制及精神调养属于基础治疗。

在治疗分类中也可分成两方面。一方面是非药物疗法：减少钠盐的摄入，控制体重，减少吸烟饮酒，多运动，保持身心状态的平稳；另一方面就是药物治疗法，药物治疗则包括西医治疗和中医治疗。

治疗目标

短期目标

一般高血压患者血压应降至140/90mmHg以下；能耐受者和部分高危及以上的患者可进一步降至130/80mmHg以下。

高血压具有不同合并症的患者，其降压治疗目标有所不同，如高血压患者血压降低后，心血管病的发病和死亡都会明显降低。但并不是降得越低越好，因为血压过低会导致脑血流灌注不足，增加脑缺血的风险。

表3-1　不同年龄段、各类并发症患者血压目标值

血压	在医院测量血压（mmHg）		在家测量血压（mmHg）	
	收缩压	舒张压	收缩压	舒张压
标准值	140以下	90以下	135以下	85以下
中青年人群	130以下	85以下	125以下	80以下
老年人	140以下	90以下	135以下	85以下
糖尿病、肾病、心肌梗死患者	130以下	80以下	125以下	75以下
脑血管疾病患者	140以下	90以下	135以下	85以下

注：参考日本高血压学会《高血压治疗指南》（2009年版）。

长期目标

稳定血压，同时减少或避免心、脑、肾及血管并发症和死亡的危险。为了达到长远目标，高血压的治疗除了关注血压的具体数值之外，还要针对引起高血压的病因及相关疾病进行治疗。

有些患者经过药物治疗一段时间，同时加强运动、饮食控制降低体重等措施，当停药以后，血压仍长期保持正常，这是由于强化了基础治疗，使患者的血管功能获得根本的改善。

高血压的基础治疗

改善生活方式在任何时候对任何高血压患者都是必须强调的措施，其目的在于降低血压、控制导致高血压的危险因素，如肥胖、血脂高等，减少与高血压相伴随的其他疾病。

表3-2　常见的不健康生活方式及其改善方法

不健康的生活方式	改善方法
吸烟	戒烟及避免被动吸烟。
饮食过咸	减低钠盐摄入，每人每日食盐摄入量控制在5g以下。
嗜酒	戒酒。
饮食不规律	尽量三餐定时，避免暴饮暴食，避免过量饮食。
运动少	适当增加运动，控制体重。
紧张、脾气暴躁	减轻精神压力，保持心理平衡。

西医治疗

使用药物治疗的时期

在改善生活方式的基础上，如果血压仍高于目标血压者应启动药物治疗。《中国高血压防治指南2018年修订版》提出了不同时期的降压建议，可做指导。

表3-3　降压治疗的时期

患者类别	降压时期
高危和很高危	及时启动降压药物治疗，并对并存的危险因素和合并症进行综合治疗。
中危	可观察数周，评估靶器官损害情况，改善生活方式，如血压仍不达标，则应开始药物治疗。
低危	可进行1~3个月的观察，密切复诊，尽可能进行诊室外血压监测，评估靶器官损害情况，改善生活方式，如血压仍不达标可开始降压药物治疗。

选药原则

如果血压过高不适合仅仅依赖非药物疗法者，或由于基础治疗措施一时未能奏效者，均要考虑采用药物治疗。

1. 小剂量原则

为使药物的副作用降到最低，一般要求尽量减少药物剂量。降压药多有剂量依赖性，当从小剂量增加到中等剂量时，药效也会随之增加，但中等剂量后再加量，药效的增幅会逐渐放缓，而不良反应却会增加，因此，从小剂量开始使用降压药，在降压的同时，也减少了不良反应。

2. 选择长效药物原则

长效制剂能最大程度确保患者血压长时间处于平稳状态。一般来说，长效降压制剂可维持24小时的降压效果，一天服用一次即可，不仅方便患者服用，疗效也较持续，可提高患者的依从性。更重要的是有效避免了清晨血压急剧波动的危险。短效降压制剂药效持续时间短，容易造成血压波动，加重心、脑、肾等靶器官的损害。

3.个体化原则

由于每位患者的体质不同，其病情也各具特点，故用药时要结合患者性别、年龄、血压波动特点以及是否出现并发症等情况来制订治疗方案。例如，患者单纯舒张压较高，同时年纪又不大，则使用利尿降压剂、ACEI等联合用药；若患者年龄偏高且收缩压较高，则需使用钙通道阻滞剂、利尿降压剂治疗。

4.联合用药原则

联合应用降压药物已成为药物降压治疗的基本方法。可在降低血压的同时尽量减少不良反应。长期单一用药容易引起机体耐受，疗效降低，加大药量又会导致副作用增加。多种药物联合使用不但使药物疗效最大化，同时也可减少药物副作用。对心血管中高危中老年患者更要联合用药。

口服药物分类及应用

口服药物分类

《中国高血压防治指南》推荐的药物主要有以下5类：利尿降压剂、钙通道阻滞剂（CCB）、血管紧张素转化酶抑制剂（ACEI）及血管紧张素Ⅱ受体抑制剂（ARB）、β受体阻滞剂、α受体阻滞剂等。

不同类别降压药及临床应用

1.CCB

长效二氢吡啶类（CCB）适用于低肾素或低交感活性的患者，无绝对禁忌证，不良反应少。其中，维拉帕米、地尔硫䓬慎用于心功能不全、心脏房室传导异常及病态窦房结综合征患者，硝苯地平慎用于心动过速、急性冠状动脉综合征及心功能不全患者。

2. 利尿剂

常用小剂量噻嗪类利尿剂。推荐用于老年高血压患者的初始及联合降压治疗，尤其适用于合并心力衰竭、水肿的老年高血压患者。eGFR<30ml/min应使用襻利尿剂。

保钾利尿剂可用于继发性或顽固性高血压的治疗。如血钾>5.5mmol/L时禁用，慢性肾脏病4期（eGFR<30ml/min）慎用保钾利尿剂。

3. ACEI或ARB

推荐用于糖尿病、慢性肾脏疾病或蛋白尿的老年高血压患者。推荐ACEI用于伴有冠心病、心功能不全的老年高血压患者，不能耐受者使用ARB。

使用时需排除双侧重度肾动脉狭窄、监测血钾及血肌酐、eGFR水平，血钾>5.5mmol/L时禁用。慢性肾脏病4期慎用。

4. β受体阻滞剂

抑制交感神经活性、心肌收缩力和减慢心率。如无禁忌证，推荐用于合并冠心病、慢性心功能不全、快速心律失常、血压波动大伴交感神经活性高的老年高血压患者。

需从小剂量开始，根据血压及心率调整剂量。禁用于病态窦房结综合征、Ⅱ度及Ⅱ度以上房室传导阻滞、支气管哮喘的患者。老年人常存在窦性心动过缓、窦房结功能异常，应根据患者的具体情况决定是否使用。

5. α受体阻滞剂

伴有前列腺增生症状的老年高血压患者可使用α受体阻滞剂。应从小剂量开始，睡前服用，根据患者的疗效逐渐调整剂量。应监测立位血压，以便及时发现体位性低血压。

表3-4 高血压患者药物选择

适应症	CCB	ACEI	ARB	利尿剂	β受体阻滞剂
左心室肥厚	+	+	+	±	±
稳定性冠心病	+	+[a]	+[a]	−	+
心肌梗死后	−[b]	+	+	+[c]	+

续表

适应症	CCB	ACEI	ARB	利尿剂	β受体阻滞剂
心力衰竭	$-^d$	+	+	+	+
心房纤颤预防	−	+	+	−	−
脑血管病	+	+	+	+	±
颈动脉内中膜增厚	+	±	±	−	−
蛋白尿或微量白蛋白尿	−	+	+	−	−
肾功能不全	±	+	+	$+^e$	−
老年	+	+	+	+	±
糖尿病	±	+	+	±	−
血脂异常	±	+	+	−	−

注：

①参考《中国高血压防治指南2018年修订版》。

②CCB：钙通道阻滞剂；ACEI：血管紧张素转化酶抑制剂；ARB：血管紧张素II受体阻滞剂。

③+：适用；−：证据不足或不适用；±：可能适用。

④a：冠心病二级预防；b：对伴心肌梗死病史者可用长效CCB控制血压；c：螺内酯；d：氨氯地平或非洛地平可用；e：eGFR<30ml/ml时应选襻利尿剂。

表3-5　高血压常用药物

类别	药物举例	英文名	功效及副作用
ACEI	卡托普利	Captopril	引致咳嗽，血钾升高，血管性水肿。孕妇不宜
	依那普利	Enalapril	
	赖诺普利	Lisinopril	
	培哚普利	Perindopril	
	雷米普利	Ramipril	
ARBs	坎地沙坦	Candesartan	引致血钾升高，罕见血管性水肿。孕妇不宜
	厄贝沙坦	Irbesartan	
	氯沙坦	Losartan	
	替米沙坦	Micardis	
	奥美沙坦	Olmesartan	
	缬沙坦	Valsartan	

续表

类别	药物举例	英文名	功效及副作用
CCB	氨氯地平	Amlodipine	引致水肿、头痛、面部潮红。对糖、脂肪代谢无影响
	非洛地平	Fenodipine	
	硝苯地平	Nifedipine	
Thiazides	吲达帕胺	Indapamide	引致低钾，血尿酸升高及痛风
	呋塞米	Furosemide	
	氢氯噻嗪	Moduretic	
	螺内酯	Spironolactone	血钾升高
β–Blockers	阿替洛尔	Atenolol	适用于伴心绞痛、心动过速者，可用于孕妇。诱发哮喘，导致糖、脂代谢紊乱及心功能抑制
	美托洛尔	Metoprolol	
	普萘洛尔	Propranolol	
α–Blockers	呱唑嗪	Prazosin	适用高血压伴前列腺增生、脂代谢紊乱者
	特拉唑嗪	Terazosin	

注：

①ACEI：血管转换酶抑制剂；ARB：血管紧张素Ⅱ受体拮抗剂；CCB：钙通道阻滞剂；Thiazides：噻嗪类利尿剂；β–blockers：β受体阻滞剂；α–Blockers：α受体阻滞剂。

②服药后如有嗜睡、头晕、视力模糊等，不可开车，避免饮酒，否则会加重副作用。

服用降压药时的注意事项

1.服药时间

一般情况下，高血压患者上午6~10点血压会达到一天中的最高峰值，此时也是降压药物效果最差的阶段，心肌梗死、脑卒中等心脑血管事件多发生于这个阶段。

所以，起床后就服药或在血压高峰出现之前的30分钟到1小时服药效果最好，不要等早餐后或运动后再去服药。临床还发现，临睡前才服降压药易诱发脑栓塞、心绞痛、心肌梗死，正确的方法是睡前2小时服药。

必要时，可行动态血压监测，以便掌握血压波动的变化规律，以便更合理、更科学地给患者制订服药时间。

2.服用中药

如果同时服用中药，一般建议中、西药服用时间间隔至少1小时。

3.注意降压药常见的副作用及降压药间的相互作用

尽量避免使用或尽可能减小影响降压效果的药物的剂量。一般来说，降压药不可随便自行停药，但如果出现严重不良反应，要及时就诊停药并更换其他药物。

表3-6　常用降压药的副作用

药物种类	副作用
β受体阻滞剂	只在哮喘体质的人才会诱发哮喘
血管紧张转换酶抑制剂	刺激性干咳
钙通道阻滞剂	头痛、颜面潮红、便秘、踝部水肿等。联合小剂量的血管紧张素受体拮抗剂或利尿剂即可消除水肿，并能增强药物的作用

另外，β受体阻滞剂、利尿剂、钙通道阻滞剂以及部分血管紧张素Ⅱ受体拮抗剂对男性性功能有影响，血管紧张素酶抑制剂对男性性功能则无影响。

表3-7　降压药相互作用

药物	相互作用
ACEI	临床应注意ACEI与保钾利尿药（阿米洛利、螺内酯和氨苯蝶啶）合用可能引起高钾血症
α受体阻滞剂	作用于α受体的药物，如呱唑嗪、特拉唑嗪、多沙唑嗪等，与雌激素、吲哚美辛或其他NSAID等合用可使降压作用减弱。与钙通道阻滞剂合用，降压作用加强，因此剂量须适当调整；与β受体阻滞剂合用，可使首剂效应反应加重，而中药麻黄可使本药的首剂效应减轻
麻黄	麻黄含有麻黄碱和伪麻黄碱，有一定升高血压作用。部分感冒药也含有少量伪麻黄碱，高血压患者慎用
抗精神病药物	抗精神病药物如氯丙嗪、氯氮平可加重降压药效果，导致体位性低血压

4.不同季节降压药可能需要调整

血压随气温变化而有所波动，冬季血压常偏高，夏季血压多数偏低，且较平稳。秋冬和夏秋交替气温下降明显时，血压波动明显，并发症也常出现。

季节交替时，要适当增加血压检测次数，如有血压升高或有头晕、头痛和胸闷等不适应及时就诊，并根据血压情况调整药物。多数情况下，冬季需要增加降压药物剂量或药物类型，夏季需要减少药物剂量或类型。另外，年龄越大，血压受温度影响越大。

5.老年人降压要稳妥

老年人通常肝、肾脏功能减退，血浆蛋白降低，体液减少，使得药物血浆浓度相对升高，作用增强。同时老年人心血管系统退行性变化，致血流缓慢，当患者突然改变体位时出现体位性低血压，头部短暂供血不足，出现头晕，甚至晕厥，需要密切注意。服药期间如由于突然站立、久站、高温、劳累等更容易诱致体位性低血压。平时应留意起床不宜过快，站立走路不宜过久。

6.避免血压骤降

血压骤降易导致脑血管意外或冠状动脉血栓形成的可能，对伴有肾衰竭者还可因减少肾血流量而加重。

中医对高血压病因病机的认识及治疗

有的高血压患者没有明显症状，有的可出现头晕、头痛、颈项僵紧、耳鸣耳胀、失眠多梦、视物模糊、心悸、胸闷等。

中医古代典籍中，并无"高血压"病名，但根据高血压出现的常见症状，常归属于"眩晕""头痛"等范畴。

高血压患者症状的严重性与血压的高低并不一定成正比，有的患者血压很高，却无明显的症状；有的患者血压不高，却整天头晕、头痛。

《素问·脉要精微论》："脉者，血之府也。"高血压的病理改变与血脉相关，因此，血脉失和是高血压的重要病机。有的高血压患者眩晕、头痛等典型症状不明显，则可参《灵枢·胀论》所论述："营气循脉，卫气逆为脉胀"；"其脉大坚以涩者，胀也"。脉大、坚、涩是脉胀的典型脉象，与高血压脉象相似。因此"脉胀"可作为高血压的中医病名。

病因病机

1. 禀赋特殊，阴阳失调

中医所说的先天禀赋相当于西医学的遗传因素。人体禀赋源于先天，"肾为先天之本"，因此禀赋之特殊与肾密切相关。

高血压有明确的家族因素，这就是先天禀赋。如禀赋偏于肾阴不足，则易产生阴虚阳亢的病机变化；若禀赋偏于肾阳虚，则易生阴寒水湿停滞的病机变化，表现为痰湿中阻等证。阳虚体质者，阳无以化阴，则水液内停，痰浊阻滞，故有"肥人多阳虚痰湿"之说，水液痰浊阻于脉络，脉道不畅导致血压升高。故偏肥者易患高血压。

2. 高盐饮食，水液内停

许慎《说文解字》："盐，咸也。"中医认为："咸者，弦脉也。"意指饮食过咸可见弦脉，而弦脉常是高血压的主脉。《素问·生气通天论》："味过于咸，大骨气劳，短肌，心气抑。"《素问·五脏生成》："多食咸，则脉凝泣而变色。""心气抑""凝泣"均指心气亏虚，无力运血而致血瘀；"咸"可直接进入血分，直接影响血液运行，血脉瘀阻，血行不畅，发为高血压。《黄帝内经》还强调"咸"是导致血脉病变的直接原因，如《素问·阴阳应象大论》曰："咸伤血。"《素问·五脏生成》曰："多食咸，则脉凝泣而变色。"《灵枢·五味论》解释了食咸导致血脉病变的原因，曰："咸入于胃，其气上走中焦，注于脉，则血气走之，血与咸相得，则凝……血脉者，中焦之道也，故咸入而走血矣。"《素问·素明五气》曰："咸入肾。"肾主水，过食咸味则伤肾，肾不主水，水液留于血脉，血脉瘀阻，亦发为高血压。

3.过食肥胖，痰湿壅盛

饮食失节，过食肥甘厚味，以致湿浊内生，湿浊久蕴则化热化火，火灼津液成痰，痰浊阻滞脉络，进食肥甘厚味，则聚湿生痰，阻滞脉道。朱丹溪曰："肥白人多湿""肥白人多痰""无痰不作眩"。沈金鳌《杂病源流犀烛》认为："人之肥者气必虚。"气虚则脾失健运，运化失常，水湿内生，湿聚成痰，痰浊、水湿停蓄可阻滞气机，气血不畅，脉道不利，发为高血压。

4.吸烟饮酒，脉道壅塞

烟雾为火热之气，极易动火生痰。烟毒入肺，肺朝百脉，故烟毒随气血周流一身，最伤血脉，更损及脏腑百骸。血脉受伤是高血压的基础，脏腑百骸受损，则是高血压并发症的基础。

《名医别录》："酒性味甘辛而大热，有毒。"《本草拾遗》言酒"通血脉"。李时珍《本草纲目》言酒"少饮则和血行气，壮神御寒，消愁遣兴；痛饮则伤神耗血，损胃亡精，生痰动火"。另外，烟为燥热之品，长期吸烟饮酒则生痰动火，耗血伤阴，血脉瘀阻，导致高血压。

《黄帝内经》还强调"酒"是"脉胀"发病的重要危险因素。另外，对于人饮酒后血压的升降变化，《灵枢·经脉》也有解释："饮酒者，卫气先行皮肤，先充络脉，络脉先盛，故卫气已平，营气乃满，而经脉大盛。"

5.精神紧张，肝阳偏亢

中医学将情志归纳为七情，即喜、怒、忧、思、悲、恐、惊七种情志变化。长期而持久的情志刺激，脏腑阴阳平衡失调。《素问·举痛论》："百病生于气也。怒则气上，喜则气缓，悲则气消，恐则气下，思则气结，惊则气乱。"这里说的是精神紧张则可导致人体气机失调，气行则血行，气滞则血瘀，脉道不畅，发为高血压。《素问·血气形志》："形乐志苦，病生于脉。"意思是形体安逸，精神苦闷，多发血脉病变。

肝阳上亢有两种原因。一是情志不遂，肝郁化火。《临证指南医案》："郁则气滞，气滞久必化热。"过度抑郁使肝气郁结，肝气有余，日久化火，火性炎上，上扰清窍，故头晕胀痛。

长期精神紧张思虑过度、劳伤心神、情志不和、郁怒伤肝、郁久化火、耗损肝阴，致使肝阳上亢。

在一些诱发因素如着急、暴怒可使肝阳暴亢而化火化风，则见面红耳赤、四肢麻木、手足震颤，甚至血随气逆发生中风昏厥等严重后果。平时性情暴躁、精神紧张、劳碌者患病多属于此类。如肝火亢盛之火则为实火，为肝阳上亢所致，属于肝风内动。从高血压病理机制分析，此型高血压多属于交感神经系统活性较为亢进者，导致小动脉收缩增强，故脉多弦，病位多在肝，如《素问·至真要大论》所言，"诸风掉眩，皆属于肝"。

另一种情况是内伤虚损、劳伤过度或年老肾亏，老年、脑力劳动者患病多属此种类型。肾水不足，水不涵木，肝失所养，可致肝阳偏亢，则表现为头痛、眩晕等症。由于肾阴虚所导致的火为虚火。

6. 缺少运动，气血瘀滞

久卧、久坐、活动过少，"形不动则精不流，精不流则气郁"，"久卧伤气"，气虚气郁则津聚血瘀，血脉瘀阻而发为高血压。气虚气郁则津聚成痰，痰气内郁生风。另外高纬度寒冷地区高血压患病率较高，天气变化尤其是降温天气也常常是血压骤升的诱因，这是因为寒凝血脉，血脉瘀阻所致。寒伤阳气，阳气不能外达于四末，手足筋脉失于温养，阳气不振，水气内停，脉道壅阻，血压升高。

7. 年老体衰，脉管硬化

内伤虚损、劳伤过度或年老肾亏、肾阴不足、肝失所养，肝肾阴虚肝阳上亢，形成了下虚上实的病理现象，也是造成高血压的原因。绝经期后女性或老年患者出现的高血压多属此类型。

各种原因导致瘀血，瘀血阻滞脉络，脉络阻力增大，亦导血压上升。血不利则为水，血瘀者也易致水液潴留，则血压升高。

治疗

一般来说，早期高血压，在运动、饮食控制之后，有一部分患者血压能逐渐达到正常水平，可暂不用药物治疗。另一部分患者虽经过运动、饮食等基本措施，血压仍未能达到合理的水平，或已有不同的并发症与合并症者，则可考虑先行中医药治疗。中医药治疗高血压的方法包括药物疗法与非药物疗法，药物疗法又包括内治法与外治法；非药物疗法包括针灸、按摩等。中医通常采用综合方法治疗高血压，如以内服为主，同时又根据具体情况，配合针灸或药物外治法等。

> **中药内治法**

1. 辨证治疗

中医辨证治疗是在认识疾病的过程中确立证候的思维和实践过程，即将望、闻、问、切四诊所收集的有关疾病的所有资料，包括症状和体征，运用中医学理论进行分析、综合，辨清疾病的原因、性质、部位及发展趋向，然后概括、判断为某种性质的证候特征，并进行治疗的过程。

高血压多参"眩晕"等病辨证论治。但"眩晕"涵盖范围很广，其病机与高血压不尽相同。由于体质不同，尤其是出现并发症或合并症之后证候表现更为复杂多样。其中肝阳上亢、痰浊壅阻、瘀血阻络和水气内停4种证型最为常见。

（1）肝阳上亢型

〔证候〕眩晕、头痛、面红目赤、烦躁易怒、夜寐不宁、口苦而渴。脉弦滑或弦数。

〔辨证〕多由生活不规律、情志原因导致，如忧郁恼怒、情绪激动、精神紧张，导致机体的阴阳平衡失调，气郁化火，肝阳上亢。

〔治法〕平肝潜阳，安神。

〔方药〕天麻钩藤饮加减：天麻、钩藤、石决明、山栀子、黄芩、川牛膝、杜仲、益母草、桑寄生、夜交藤、茯神。

〔加减法〕

①如为肝肾阴虚所致肝阳上亢者，可以杞菊地黄丸加减。

②如为肝胆湿热，症见头痛目赤，胁痛口苦，耳聋、耳肿；或湿热下注，

阴肿阴痒，筋痿阴汗，小便淋浊，妇女湿热带下等。治则：泻肝胆实火，清下焦湿热。方药：龙胆泻肝汤加减：龙胆草、栀子、黄芩、柴胡、车前草、泽泻、生地、当归、甘草。

（2）痰浊壅阻型

〔证候〕头晕头重、胸闷、气短纳减、怠倦乏力或恶心泛吐痰涎。舌胖嫩、舌边有齿印，苔白腻，脉弦细滑或虚大而滑。

〔辨证〕为摄入大量烟酒辛辣、肥甘厚腻，此型胖人多见，多为脾胃之气虚衰，痰浊内生，多属本虚标实之证。

〔治法〕化痰息风。

〔方药〕半夏白术天麻汤加减：党参、茯苓、白术、甘草、法半夏、天麻。

〔加减法〕

①如属于湿热瘀为主者，则以当归拈痛散加减治疗。

②如属于脾虚痰湿者，证见体胖，肢体困重，胸膈满闷，痰多嗜卧，舌淡苔白腻，脉弦滑。则给予健脾益气，燥湿化痰。方以二陈汤、胃苓汤加减。

③如属于脾虚痰瘀者，症见乏力、心悸气短，胸闷甚或胸痛，肌肤不仁，手足麻木或偏瘫，舌质暗淡或有瘀斑，脉细涩或结代。治以健脾益气，化痰活血通络。方以四君子汤合桃红四物汤加减。

健脾燥湿化痰的基本药物：党参、茯苓、薏苡仁、白术、猪苓、炙甘草、法半夏等。活血通络多选用：川芎、桃仁、红花、赤芍、当归、地龙等。若畏寒肢冷，气短者，加肉桂，重用党参、黄芪以温阳益气，利水渗湿。

（3）瘀血阻络型

〔证候〕头晕头痛、面色晦暗、耳鸣、心悸、腰膝酸软疼痛、记忆力减退，口干。舌暗红、苔少，脉涩。

〔辨证〕中老年患者，素体阴虚、肝肾不足者多见。

〔治法〕滋养肝肾、活血化瘀，通络。

〔方药〕杞菊地黄丸合血府逐瘀汤加减：枸杞、菊花、山茱萸、熟地黄、泽泻、茯苓、淮山、赤芍、桃仁、牡丹皮、生地黄、红花、柴胡、牛膝、地龙等。

〔加减法〕

①如属于气虚血瘀者，表现为高血压，且心前区憋闷，神疲乏力，心悸气短，劳累后加重等。治以益气活血法，或兼化痰，或兼祛风通络，方以补阳还五汤加减。常以黄芪、党参之补气药与川芎、丹参、红花、桃仁、赤芍等活血药配伍。

②如属于阳虚血瘀者，表现为胸闷胸痛，遇寒冷刺激加重，伴畏寒神疲，四肢末端不温等。治以温阳活血为主，温通心阳、温补肾阳、温养脾土。常用药物包括薤白、桂枝、附子、丹参、姜黄，代表方如瓜蒌薤白白酒汤、金匮肾气丸等。

③如属气阴亏虚瘀血者，高血压日久而伤及气阴，表现为心胸隐痛，时作时休，心悸气短，动则益甚，伴倦怠乏力，自汗盗汗等。治以益气养阴活血通络，方以生脉散合桃红四物汤加减。常用药物包括黄芪、太子参、麦冬、五味子、生地黄、山萸肉、桃仁、红花、当归、川芎、白芍等。

④如属于气滞血瘀者，表现为高血压伴有心胸胀痛，喜叹息，情志不遂易诱发或加重。治以行气活血法，方以血府逐瘀汤或桃红四物汤加行气类药。常用药物包括柴胡、赤芍、枳壳、当归、红花等。

（4）水气内停型

水气内停型临床上有阳虚水泛、脾虚水湿、气滞水蓄及瘀水互阻4种类型。

①阳虚水泛

〔证候〕头晕耳鸣、头痛隐隐、腰酸、膝软、倦怠乏力，畏寒肢冷，心悸气短、夜尿频，双下肢水肿，傍晚水肿加重，晨起水肿减轻，气喘。舌淡苔白，脉沉细弱。

〔辨证〕常见于高血压多年，或出现高血压肾病等并发症；或有合并有糖尿病、心功能不佳者多见。

〔治法〕化气利水。

〔方药〕真武汤合五苓散：附子、白术、干姜、白芍、茯苓、猪苓、泽泻、桂枝等。

②脾虚水湿

〔证候〕疲乏身重、便溏，小便不利或面身水肿。舌淡苔白滑，脉濡细。

〔辨证〕脾虚则水湿运化失常，导致水湿停蓄溢于肌肤而作水肿。脾虚则水湿阻于胃肠，湿注肠道则致腹泻便溏等症。《素问·太阴阳明论》："四肢皆禀气于胃。"脾虚则四肢失养，可致疲乏身重。

〔治法〕健脾益气，利水渗湿。

〔方药〕参苓白术散加减：党参、茯苓、白术、山药、薏苡仁、砂仁、桔梗、甘草、莲子。

③气滞水蓄

〔证候〕腹胀腹满，小便不利，神疲，食少纳呆，腰痛乏力，大便溏泄。舌质淡，苔白清或白腻，脉沉紧。

〔辨证〕气行则水行，气滞则水停。气是水液代谢的动力源泉，当脏腑功能紊乱时，如肝气郁滞，失于疏泄，津液的化生和运行就会异常，形成病理状态，则会导致水停外溢，导致水肿。

〔治法〕健脾行气利水。

〔方药〕茯苓利水汤：茯苓、猪苓、木瓜、槟榔、泽泻、白术、紫苏、陈皮、木香、党参、海藻、麦冬。

本方原为导师张琪教授用治肾病属于脾虚不运，气滞水蓄之腹水证。笔者用此方治疗高血压属于脾虚水湿内阻型者。方中茯苓、猪苓、泽泻利水，槟榔、木香、海藻、紫苏理气，水与气同出一源，气顺则行，气滞则水停，本方在用党参、白术、茯苓益气健脾扶助脾胃的基础上，用理气利水之剂，消补合用，故奏效甚佳。如兼肾阳虚，畏寒肢冷便溏，可加附子、肉桂以扶助肾阳。

④瘀水互阻

〔证候〕高血压多年，面浮肢肿，面色晦暗，腰膝酸痛，或痛处固定。舌质紫暗或有瘀点、瘀斑，脉细涩。

〔辨证〕水肿与瘀血互为因果，水停则血瘀，血瘀则水停。《素问·调经论》："孙络水溢则有留血。"《血证论》："瘀血者，未尝不病水；病水者，未尝不病血"；"瘀血化水，亦发水肿，是血病兼水也"。

〔治法〕活血化瘀、利水消肿。

〔方药〕坤芍利水汤：益母草、赤芍、茯苓、泽泻、桃仁、红花、白花蛇舌草、萹蓄、瞿麦、甘草。本方原为导师张琪教授用治肾病属于慢性肾病水停日久、瘀血阻滞，或病久入络、瘀血内阻、气化不利、水湿内停之病机而设。笔者则用此方治疗高血压证见瘀水互阻之证。方中益母草活血祛瘀，利水消肿，配合赤芍、桃仁、红花助活血祛瘀之力，配合茯苓、泽泻、瞿麦、萹蓄加强利水之功。诸药合用，对高血压水肿日久不消，伴有血瘀者效果尤为明显。

2.辨病治疗

辨病治疗是中医诊疗疾病的一种基本方法，即根据不同疾病的各自特征，做出相应的疾病诊断，并针对具体疾病特征进行相应的或特异的治疗。

中医辨证治疗针对的是证候，而辨病治疗针对的疾病本身，可以不理会证候特征，做出药物的选择。

笔者导师黄春林教授是广东省名中医，较早提出了辨病配合辨证治疗的思路。对于高血压的辨病治疗，黄教授认为现代中药药理研究表明，部分中药有直接降压的作用，如钩藤、葛根、天麻、莱菔子、杜仲、淫羊藿、牡丹皮、益母草、罗布麻叶、地龙、黄芩、蒺藜、川芎、红花等。可在辨证基础上酌加使用，可以提高降压效果。

另外，黄教授认为中药在改善症状和对心、脑、肾等器官的保护作用具有一定的优势。

药理研究表明，血府逐瘀汤、生脉散等能改善心肌缺血；补阳还五汤、地黄饮子等通过改善脑组织水、钠代谢而对抗脑缺血再灌注损伤，对脑组织起到保护作用。旱莲草、女贞子、金樱子、何首乌、决明子、山楂等中药有降血脂、防止高血压患者动脉硬化的作用。丹参、三七、川芎、赤芍、红花等具有抗凝、改善血流变、抑制纤维组织增生、防止动脉硬化作用。过多的自由基可损害血管内皮细胞，加速血栓形成，导致动脉硬化。部分含挥发油的中药，如当归、香附、砂仁等有抗氧化作用，可减少自由基生成，起到保护内皮细胞的作用。具备清除自由基作用的中药还有黄芪、人参、党参、桂枝、茯苓、麦冬、山楂、生地黄等。

黄教授据此主张可在辨证用药的基础上，配合上述方药，对保护心、脑、肾等靶器官有一定的意义。

> **针灸治疗**

针灸包括针刺疗法和艾灸疗法，也常用于高血压的治疗，既可用于普通高血压的治疗，也可紧急降压，而对于高血压并发症，如中风后遗症等的治疗更为多见。

1. 针刺治疗

针刺治疗作为中医药领域中最广泛的非药物疗法，在高血压的防治中有一定的作用。

（1）单穴治疗

针灸临床中，单穴治疗高血压较为常见，对于单穴降压的研究多集中于曲池、太冲、风池等穴。

◆ 风池穴

风池穴位于头额后面大筋的两旁与耳垂平行处，属于足少阳胆经，具有疏肝利胆、通利血脉的作用，可以调节脑部经络的气血。高血压患者一般会出现交感神经敏感性增强，而针刺风池穴具有双向神经敏感性的作用，从而降低交感神经敏感性，起到调整血压的作用。

◆ 曲池穴

曲池的降压机制可能是通过中枢机制调控血压。曲池穴位于肘横纹外侧端，为降压的常用穴位之一，为手阳明大肠经合穴。针刺该穴能摄纳阳明气血，使气血下降，可平亢盛之肝阳，镇上逆之邪火，故又被称为降压经验穴。

◆ 太冲穴

太冲穴位于足背侧，属足厥阴肝经，为肝经原穴。有疏理肝气、清肝泻火、镇肝息风、平肝潜阳、清头目、降血压的功效。针刺太冲穴有明显的即时降压效果。

（2）多穴治疗

经络学说认为，高血压的发生是肝、脾、肾三经经络功能失调而出现的一系列临床症状。因此，对于高血压患者，可在一般治疗的基础上，配合针刺治疗，有协同降压作用。

〔主穴〕百会、风池、曲池、内关、合谷、三阴交、冲阳、太冲。

〔常用加减法〕

肝阳上亢者加尺泽、行间等；痰湿阻滞者加足三里、丰隆、中脘；痰瘀互结者加丰隆、阴陵泉；气虚血瘀者加气海、膈俞；阴阳两虚者加关元、足三里；肝肾阴虚或阴虚阳亢者，配太溪、肝俞；心悸烦躁难寐者加少府、神门。颈项僵痛者可在大椎、膏肓拔罐。

上述主穴，如百会、风池、曲池、内关、合谷、三阴交、冲阳、太冲，外加太阳穴，可经常进行按揉以协助降压，尤其是在血压偏高时立即按揉，可起到立竿见影的降压作用。

2. 艾灸治疗

艾灸具有温经通络作用，可增强人体免疫功能，对血液循环系统能产生影响。在冬季，对于气虚、阳虚型的高血压患者施以灸疗，既可以防寒保暖，又能调理气血，一举两得。高血压有寒热虚实之分，不同证型的高血压，艾灸的穴位及方法不同。

如果是实证，如肝阳上亢型，可灸曲池、太冲、涌泉。曲池和太冲穴可用艾条灸；涌泉穴则先用吴茱萸粉与醋调成的药饼贴上，然后再用艾炷灸。

对于肥胖偏湿者，可取中脘、丰隆，采用温和灸。

对于怕冷属于阳气不足者，宜以升阳气为主，取穴百会、关元等穴位。关元穴可以卧位隔姜灸或艾盒灸。

> **中药外治法**

可用于高血压治疗的中医外治法很多，如药物穴位敷贴、中药药浴、耳穴压豆法等。这里只介绍最常用的穴位敷贴和足浴法。

1. 穴位敷贴

中药穴位贴敷疗法是一种传统的中医外治方法，是以中医基础理论和经络学说为基础，选用特定的中药在相应的腧穴上贴敷，以达到治疗疾病的目的。穴位为脏腑气血汇集之处，当药物通过皮肤腠理、毛孔穴位、经脉的吸收，不仅可以对经络穴位产生刺激作用，而且穴位刺激与药物吸收相互激发，产生更强的效果。

穴位贴敷疗法是将药物与经络理论相结合，是药物经穴位透皮吸收，通过经络运行，起到调整脏腑机能的作用，而达到治疗目的。

穴位的选取一般遵循针刺疗法的原则选穴，常选大椎、曲池、太冲、内关、肾俞、三阴交、涌泉等穴位。

贴敷药物的选择常遵辨证用药，如肝阳上亢型，可选天麻、牛膝、钩藤、蒺藜等；痰湿阻滞型，可选白术、白芥子、法半夏、莱菔子、天南星等；气虚血瘀型，可选党参、黄芪、丹参、川芎、当归等。

此外，在药物制作过程中常添加生姜、大蒜、黄酒、醋等成分，以增强其透皮吸收作用，提高治疗效果。

操作时，一般将所选药物制成膏药，贴敷时用药勺取花生粒大小的膏药。敷贴膏药前，先用清水清洁局部皮肤，可于睡前取膏药贴于所选的穴位。以穴位贴敷辅料固定于穴位处，早上起床时除去。每次贴6小时左右，每日换药1次，通常连续4周为1个疗程。

2. 中药足浴

中药足浴是指中药足部药浴疗法，通过选择适当的中药，水煎后兑入温水，然后进行足部药浴，让药液有效成分在水的温热作用下，通过皮肤渗透进入到血液循环，从而输送到全身脏腑，达到扩张足部细小动脉、静脉和毛细血管，改善循环，从而缓解高血压的症状。

常有浴足药物有：川芎30g、怀牛膝30g、麻黄15g、桂枝20g，吴茱萸10g，艾叶20g。

用法：将中药加入2000ml的水中，煮开后再煎煮大约30分钟，将药液倒入浴盆中调至38℃左右，浴足30分钟，每日1次。

高血压常见并发症的治疗

并发症一般是指一种疾病在发展过程中引起另一种疾病或症状的发生，两者之间有因果关系。长期的高血压如未得到良好控制，可导致颅内动脉硬化，血管腔狭窄闭塞，血流不畅，血栓形成，堵塞脑部动脉，导致脑缺血性卒中，可能发生心肌肥厚导致心肌坏死，可能发生肾衰竭，甚至全身重要脏器的动脉粥样硬化等并发症。或血管在长期高压力状态下硬化变脆，继而破裂造成脑出血。

这些由于血压升高导致的器官损害，称为"靶器官损害"。高血压所导致损害的靶器官主要为：血管、心脏、颅脑、肾脏和视网膜。

并发脑卒中

概述

脑卒中又称中风、脑血管意外，是一种急性脑血管疾病，是由于脑部血管突然破裂或因血管阻塞导致血液不能流入大脑而引起脑组织损伤的一组疾病，包括缺血性和出血性卒中。

根据世界卫生组织的定义，脑卒中是指多种原因导致脑血管受损，局灶或整体脑组织损害，引起临床症状超过24小时或致死。具有发病率、致残率、复发率和死亡率高的特点。

糖尿病、高脂血症、肥胖症等疾病及不良的生活方式，如吸烟、不健康的饮食习惯、缺乏运动、饮酒等都是脑卒中发病的危险因素。冠状动脉粥样硬化性心脏病伴有房颤患者的心脏瓣膜容易发生附壁血栓，栓子脱落后可以堵塞脑血管，也可导致缺血性卒中。

高血压则是导致脑卒中的最主要原因。不论是舒张压升高还是收缩压升高都会加重脑卒中的危险。七成以上的脑腔隙性梗死及接近五成的动脉血栓性中风与高血压有关。

脑卒中最常见原因是脑部供血血管内壁上有小栓子，脱落后导致动脉栓塞，即缺血性卒中。如脑血管或血栓出血造成则为出血性卒中。

临床症状

缺血性脑卒中和出血性脑卒中，其症状不尽相同，出血性脑卒中通常会严重很多。

1. 先兆表现

蛛丝马迹——长期高血压患者如果有以下情况要高度怀疑脑卒中。

◆ 口周麻木，说不出话，具体表现形式有找词困难、构音不清、不能理解他人语义，说话舌头发软、大舌头等。

◆ 伸舌头偏歪，口角流涎。

◆ 嘴巴歪斜（需要排除周围性面瘫）。

◆ 嗜睡犯困，经常感觉睡不醒，并伴视物不清、胳膊腿麻木。

◆ 突然跌倒，并伴肢体突然无力麻木，或伴头晕、恶心呕吐或者四肢麻木，或伴有剧烈头痛，意识不清，或双眼发黑视物不清而跌倒。

◆ 反复出现晕厥，可能发展成脑卒中，多伴有肢体麻木、无力、眼前发黑等。晕厥是指一过性全脑血流低灌注所导致的短暂意识丧失，特点是发生迅速，一过性，能够完全恢复。

表3-8 晕厥的常见类型和特点

晕厥类型	特点
脑卒中先兆	在脑血管多发狭窄的情况下可能会发生
反射性晕厥	老年人常见常伴有心脑血管疾病，表现为直立位或者餐后低血压所导致
心源性晕厥	包括心律失常性晕厥和器质性心血管疾病性晕厥

2.病发表现

缺血性脑卒中与出血性脑卒中的临床表现是不同的，其中最大的区别是出血性脑卒中通常有意识障碍及昏迷，而缺血性脑卒中通常神志清楚。

表3-9 缺血性脑卒中与出血性脑卒中的不同表现

分类	患病表现
缺血性脑卒中	一侧肢体无力或麻木；一侧面部麻木或口角歪斜；说话不清，或理解语言困难；双眼向一侧凝视；单眼或双眼视力散失或模糊；神志正常，只有少数神志不清
出血性脑卒中	头痛、恶心、呕吐，不同程度的意识障碍及昏迷、偏瘫等

根据脑动脉狭窄和闭塞后，神经功能障碍的轻重和症状持续时间，分短暂性脑缺血发作、可逆性缺血性神经功能障碍及完全性卒中3种类型。

表3-10 脑卒中的临床分型

类型	特点
短暂性脑缺血发作	颈内动脉缺血表现：突然肢体运动和感觉障碍、失语，单眼短暂失明等，少有意识障碍。椎动脉缺血表现：眩晕、耳鸣、听力障碍、复视、步态不稳和吞咽困难等。症状持续时间短于2小时，可反复发作，甚至一天数次或数十次。可自行缓解，不留后遗症。脑内无明显梗死灶

类型	特点
可逆性缺血性神经功能障碍	与短暂性脑缺血发作基本相同，但神经功能障碍持续时间超过24小时，有的患者可达数天或数十天，最后逐渐完全恢复。脑部可有小的梗死灶，大部分为可逆性病变
完全性卒中	症状较短暂性脑缺血发作和可逆性缺血性神经功能障碍严重，并不断恶化，常有意识障碍。脑部出现明显的梗死灶。神经功能障碍长期不能恢复，完全性卒中又可分为轻、中、重3型

3. 并发症

脑卒中病情严重，病程中还会有很多并发症。有的并发症是致命的，有的并发症则在后续的康复治疗过程中出现。

表3-11　脑卒中的常见并发症及特点

常见并发症	特点
脑水肿与颅内高压	脑卒中要进行手术治疗的主要原因
脑梗死后脑出血	导致病情加重、复杂
癫痫	是否抗癫痫治疗取决于癫痫发作的频率
肺炎	与吞咽困难、卧床有关，加强护理可预防
排尿障碍与尿路感染	尽量避免留置导尿管，必要时可配合针灸治疗
深静脉血栓形成及肺栓塞	应尽早下床运动
压疮	应勤翻身和清洁身体
营养障碍	应加强营养
卒中后情感障碍	主要表现为焦虑与抑郁状态

4. 后遗症

脑卒中后遗症是指急性脑血管病发病后，遗留的以半身不遂、麻木不仁、口眼歪斜、言语不利为主要表现的一种病症。

出血性脑卒中早期死亡率很高，约有半数患者于发病数日内死亡，幸存者中多数留有不同程度的运动障碍、认知障碍、言语及吞咽障碍等后遗症。

缺血性脑卒中患者临床上以偏瘫为主要后遗症。

诊断与鉴别

具有高血压等危险因素，临床上出现头痛、意识障碍、晕厥、昏迷、偏瘫等症状，结合脑血管造影、头颈部磁共振血管造影或高分辨磁共振成像等检查，通常可做出明确诊断。

如果一些患者仅出现头痛、呕吐，则很易与其他疾病混淆，可通过一些检查做简单的判断。如要求患者笑一下，看看患者嘴歪不歪，脑卒中患者的脸部会出现不对称，患者也无法正常露出微笑；要求患者举起双手，看患者是否有肢体无力现象；让患者重复说一句话，看是否言语表达困难或口齿不清。如有这些情况，则可能属于脑卒中，再进行相关检查加以确定。

中风会出现口眼歪斜，但口眼歪斜不一定都是脑卒中所致，也可能是面神经炎，这一点要进行鉴别。另外，关键之处在于鉴别出血性卒中和缺血性卒中，一般需要行脑CT或MRI检查。

表3-12　周围性面瘫与中枢性面瘫的鉴别

鉴别	周围性面瘫	中枢性面瘫
症状	除口角歪斜、一侧鼓腮漏气、鼻唇沟变浅外，还有同侧闭目不严以及同侧额纹变浅	仅口角歪斜、一侧鼓腮漏气、鼻唇沟变浅
病因	病因有着凉、风吹或者病毒感染	脑卒中等
年龄	各年龄段都可能发生	中老年人多见

治疗

1.西医治疗

脑卒中的一般治疗措施包括控制血压、血糖等及对脑水肿和颅内高压的治疗等。

脑卒中可分为缺血性卒中和出血性卒中，又根据发生部位有不同的治疗方式。对缺血性脑卒中的治疗包括早期抗凝和神经保护，抗血小板治疗、溶栓、介入治疗等；颈内动脉颅外段严重狭窄者则考虑颈动脉内膜切除术。对于出血性脑卒中，则需要考虑开颅血肿清除术。

2. 中医治疗

中医称脑卒中为中风，临床多按中风进行辨证治疗。中风分为中脏腑和中经络，凡是中风而神志不清者属于中脏腑，神志清者则属于中经络。

中药制剂有较好的作用。步长脑心通胶囊为中药复方制剂，方由黄芪、丹参、当归、川芎、赤芍、红花、乳香、桂枝、没药、全蝎、地龙、水蛭、牛膝制成，具有活血化瘀、疏通瘀阻、通经活络等功效，其中水蛭含有多种生物活性物质，是作用较强的天然凝血酶特异性抑制剂。

当脑卒中经过救治，有的患者留有后遗症，如半身不遂，言语不利，口眼歪斜等。中风后遗症严重影响了患者的生活及工作，降低患者的生活质量。若抓紧时机，治疗得当，部分患者可恢复生活自理能力。

中风后偏瘫、抑郁、尿失禁、吞咽困难、循环障碍及其他并发症，如中风后顽固性呃逆、中风后抑郁等也可采用中医辨证用药或针灸等疗法治疗。

中医辨证治疗是重要的治疗方法，如气虚血瘀型治以益气活血、祛瘀通络，方用补阳还五汤加味；风痰阻络型治以养血祛风、化痰通络，方用大秦艽汤加减；肝肾阴虚型治以滋补肝肾、养血和络，方用地黄饮子加减。

对于中风，唐宋以前，多以"内虚邪中"立论，认为外风是中风的主因，治疗多用小续命汤。小续命汤的组成：麻黄、桂枝、人参、干姜、甘草、川芎、杏仁、附子、防风、防己、黄芩、白芍。

针刺疗法、艾灸等是中风后遗症的重要治疗方法。针灸疗法可提高局部气血流量，升高局部温度，缓解局部痉挛，能提高机体免疫功能、内分泌功能及自主神经功能，恢复失衡的机体状态。具体取穴依不同的后遗症及其临床分型而不同。

循证调护

1.早防早治

脑卒中尤其是出血性脑卒中预后常不良，严重脑卒中可造成永久性神经损伤，急性期如未及时治疗可造成严重的后果，甚至死亡。平时针对脑卒中的高危因素，如高血压、糖尿病、高脂血症、短暂性脑缺血发作的治疗，戒烟戒酒，是减少脑卒中的基础措施。早防早治是预防突发严重脑中风的关键。

对有先兆表现的患者，一定要提高警惕，及时就医。一旦发生脑卒中，要争分夺秒，以最快的速度送医院就诊，才能赢得抢救的黄金时间。

2.起居有常

高血压患者，尤其是老年血压不稳定的高血压患者，应注意平时生活规律。早晨醒来，不应急于起床，应先仰卧于床，活动四肢和头颈部，使四肢肌肉和血管平滑肌恢复适当张力，以适应起床时的体位变化，避免引起头晕。然后慢慢坐起，稍活动几次上肢，再下床活动，这样血压不会有大的波动。

中午尽量小睡片刻，或闭目养神，晚上按时就寝，避免熬夜。睡前温水泡脚，然后按摩双足及双下肢，促进血液循环。睡前适当喝水，以免夜间缺水引起血黏稠度升高，导致晨起高血压。

3.合理运动

一般以温和的运动方式为主，不宜进行剧烈运动。如果晨起血压偏高，应暂时避免晨练，待晨起高血压得到控制后再安排晨练。对于长者一般建议太阳升起后再起身运动。避免长时间打麻将。在排便时切忌屏气用力，否则有诱发脑出血的危险。

4.注意温差

因老年人对寒冷的适应力以及对血压的调控力都较弱，因此室内外温差要适宜。夏日，室内温度不可过低；冬日，尤其是北方，室内温度不可过高，并尽量保持通风。

并发急性心肌梗死

概述

急性心肌梗死，是由于冠状动脉急性阻塞，心肌因持续性缺血缺氧而出现坏死，是可危及生命的急性心脏疾病。

急性心肌梗死的预后与患者的年龄、合并症及体质相关，而与梗死面积的大小、并发症及治疗的及时与否有着更大的关系。

死亡大多发生在发病第一周内，尤其1~2小时内，部分患者死于室颤。死亡原因除严重心律失常外，还包括心力衰竭、心源性休克、心脏破裂等。

急性心肌梗死多发生在冠状动脉粥样硬化狭窄的基础上，由于某些诱因致使冠状动脉粥样斑块破裂，血小板在破裂的斑块表面聚集，形成血栓，突然阻塞冠状动脉管腔，导致心肌缺血坏死。

另外，心肌耗氧量剧烈增加或冠状动脉痉挛也可诱发急性心肌梗死。

高血压患者出现急性心肌梗死的发病率明显高于非高血压患者，几乎达到3倍以上。有研究对原发性高血压患者并发急性心梗的独立危险因素进行分析，发现原发性高血压是影响急性心肌梗死患者住院病死率的独立危险因素，患者的年龄、糖尿病、高血脂也是导致急性心肌梗死的重要因素。

急性心肌梗死往往在一些诱因作用下发生，常见诱因有过度疲劳、激动、暴饮暴食、寒冷刺激、用力排便及大量饮酒等。

表3-13　急性心肌梗死常见的诱因及特点

诱因	特点
过劳	如过重的体力劳动，尤其是负重登楼，过度体育活动，连续紧张劳累等，都可使心脏负担加重
激动	由于激动、紧张、愤怒等激烈的情绪变化诱发
暴饮暴食	特别是进食大量含高脂肪、高热量的食物后，血脂浓度突然升高，导致血黏稠度增加

续表

诱因	特点
寒冷刺激	如冬春寒冷季节及夏天突然进冷气房等
便秘	便秘者用力排便诱发心肌梗死
吸烟	吸烟可致冠状动脉痉挛及心肌耗氧量增加而诱发急性心肌梗死
大量饮酒	可导致血压升高诱发心肌梗死

临床症状

1. 先兆症状

继往无心绞痛者突发心绞痛，或原有心绞痛者发作明显加重或频繁发作，或无诱因发作。发作较继往发生改变，如发作时间延长，药物不易缓解。发作时伴气短、呼吸困难，恶心、呕吐、大汗或明显心动过缓或过速等。

冠状动脉粥样硬化性心脏病患者或老年人突然出现不明原因的心律失常、心力衰竭、休克或晕厥等情况时，都应想到心肌梗死的可能性。

2. 典型症状

约半数以上的急性心肌梗死患者，在发病前1~2周有前驱症状，最常见的是原有的心绞痛加重，发作时间延长，或对硝酸甘油效果变差；或继往无心绞痛者，突然出现长时间心绞痛。典型的心肌梗死症状包括：

（1）突然发作剧烈的，持续时间超过30分钟的胸骨后或心前区压榨性疼痛或憋闷感，但少数患者无明显疼痛，而一开始即表现为休克或急性心力衰竭等。

（2）病情严重者，可出现心律失常、心力衰竭及严重低血压，甚至出现休克。

3. 不典型症状

（1）部分患者胸痛症状不典型，如表现为上腹痛，个别甚至被误诊为胃肠炎或急腹症等；少数患者表现为颈肩部、下颌、咽部及牙齿疼痛，易误诊。

（2）其他不典型症状，如高龄患者表现为神志障碍；有的出现难以形容的不适、发热等；有的则表现为恶心、呕吐、腹胀等消化道症状。

4. 并发症

急性心肌梗死常见的并发症有心脏破裂、室壁瘤（可发生在早期或梗死灶已纤维化的愈合期）、附壁血栓形成、心律失常、心力衰竭和心源性休克。

另外，高血压患者出现心肌梗死后并发心力衰竭、休克、严重心律失常（如室性心动过速、心室颤动）者与住院病死率均高于非高血压组。

表3-14　急性心肌梗死常见的并发症

并发症	特点
心脏破裂	常发生在心肌梗死后1~2周内，原因是梗死灶失去弹性，心肌坏死、中性粒细胞和单核细胞释放水解酶所致的酶性溶解作用，导致心壁破裂，心室内血液进入心包，造成心包填塞而致猝死
室壁瘤	由梗死心肌或瘢痕组织在心室内压力作用下，局限性地向外膨隆而形成室壁瘤，室壁瘤可继发附壁血栓、心律不齐及心功能衰竭。可发生在心肌梗死早期或梗死灶已纤维化的愈合期
附壁血栓形成	多见于左心室。由于梗死区内膜粗糙，室壁瘤处出现涡流等原因而诱发血栓。少数血栓因心脏舒缩而脱落引起动脉系统栓塞
心律失常	多发生在发病早期，也可在发病1~2周内发生，以室性早搏多见，可发生室性心动过速、心室颤动，导致心脏骤停、猝死
心力衰竭和心源性休克	可见于发病早期，也可于发病数天后出现
心肌梗死后综合征	一般在急性心肌梗死后2~3周或数月内发生，表现为心包炎、胸膜炎或肺炎，有发热、胸痛等症状，多为机体对心肌坏死形成的自身抗原的过敏反应

诊断与鉴别

根据典型的临床表现，特征性心电图演变以及血清心肌酶学的动态变化，可做出正确诊断。老年人突然心力衰竭、休克或严重心律失常，也要想到本病的可能。

表现不典型的常需与急腹症、肺梗死、主动脉夹层动脉瘤等鉴别。

对于怀疑有急性心梗的患者，应及时进行心电图、心肌酶学、冠状动脉造影等检查。

治疗

1.西医治疗

（1）基础监护：急性期绝对卧床休息；保持环境相对安静；吸氧；持续心电监护，观察心率、心律变化及血压和呼吸等。

（2）临时处理：症状一旦发生，患者首先应卧床，保持安静，避免精神过度紧张；舌下含服硝酸甘油或喷雾吸入硝酸甘油，若不缓解，5分钟后可再含服一片。如心绞痛缓解不理想者，一般需及时入院就医。

（3）紧急治疗：急性心肌梗死的治疗原则是挽救濒死的心肌，缩小梗死面积，保护心脏功能，及时处理各种并发症。在紧急处理时常需镇静止痛，如使用吗啡等；调整血容量，维持输液保持生命通道；使用扩张冠状动脉药物，如硝酸甘油等；减少心肌耗氧药物治疗，如美托洛尔等；抗血栓药物，如阿司匹林等；及对症治疗，如抗心律失常等。

另外，及时积极评估进行直接冠状动脉介入治疗或溶栓治疗的可行性与时间，这一点非常重要，往往决定患者的生死预后。

（4）心肺复苏：急性心肌梗死发生时，个别患者表现为心源性猝死，及时心肺复苏可挽救生命。

表3-15　急性心肌梗死手术治疗

手术名称	适应证
经皮冠状动脉介入治疗	12小时内有明确心电图特征的心肌梗死患者
紧急冠状动脉旁路搭桥手术	用于介入治疗失败，或溶栓治疗无效，或合并需要外科纠正的机械性并发症的患者

2.中医治疗

急性心肌梗死，中医称为"真心痛"，是"胸痹"进一步发展的严重疾病。《灵枢·厥论》谓："真心痛，手足青至节，心痛甚，且发夕死，夕发旦死。"说明心肌梗死的急危重性。其病因病机与阳气不足、七情内伤、气滞血瘀、过食肥甘劳倦脾虚、痰浊化生、寒邪侵袭、血脉凝滞等因素有关。

如急性心肌梗死发生时，应及时西医救治，待病情稳定再以中医治疗，中医常见证型如下：

（1）气虚血瘀：急性心肌梗死的发生与气虚有着十分密切的关系。气为血帅，血为气母，气行则血行，气虚而血瘀。若年老体弱，心气亏虚，不能推动血液运行，皆可致血瘀。治以益气活血化瘀，可用当归补血汤合桃红四物汤加减。常用药物有当归、川芎、白芍、桃仁、红花、人参、黄芪、蜈蚣、水蛭等。

（2）气阴亏虚、瘀血阻络型：患者具有气虚血瘀的证候，如胸闷、胸痛、心悸、气短、乏力、懒言，舌质暗紫，脉细弱或结促等，也有部分患者有口渴喜饮，大便秘结，舌红、少苔等阴虚证候，形成气阴两虚瘀血内阻状态，治以益气养阴、活血化瘀，方药可用生脉散合桃红四物汤加减。

（3）阳虚血瘀型：常为老年体衰，心气心阳亏虚，温运无力，血脉瘀阻而发病，多见于急性心肌梗死后并发的心力衰竭、休克，病情极为严重，一旦阳气不能固守，阴阳不能相互维系而离绝，生命就会停止，此为心阳虚衰或心气不足，致实邪阻脉，虚损严重时可成脱证，如有真阳欲脱，治以益气回阳固脱；瘀血内阻者以活血化瘀，治以参附桂枝汤加减。

国医大师朱良春教授擅用虫类药物治疗各种疑难杂症。对于高血压及高血压相关的病证，朱老也常用虫药防治。如对于顽固性心绞痛静脉溶栓有效的患者，用芪蛭散能对溶栓后预防复发，可明显降低患者血小板聚集率、全血比黏度及血浆比黏度，延长凝血酶原时间，从而防止血栓形成。患者舌质紫暗或瘀斑，脉涩或结代，呈气虚血瘀征象，治宜益气、活血、通络。芪蛭散由黄芪、水蛭、川芎各90g、桂枝30g，共研细末，每服5g，日2次，温开水送下。服药至溶栓后6个月。

循证调护

急性心肌梗死一旦发生，尤其是出现合并症之后，如未及时救治其病死率高。因此，平时积极防治高血压、治疗冠心病，对避免心肌梗死发生均十分关键。心肌梗死发生前常有一些诱因和征兆，对这些典型与不典型症状的警惕与重视，对患者获得及时救治也相当重要。

在怀疑已经发生心肌梗死时，第一时间呼救，对挽救生命至关重要。同时在紧要关头还可掐人中、内关、郄门等。急性心肌梗死患者，经过急救度过危险期之后进入康复阶段，可谓死里逃生。在康复阶段，必须按时服药并留意药物的副作用。合理控制血压及血糖等危险因素，定期复诊。心肌梗死后必须预防心肌梗死再发。

在日常生活中，要规律作息，避免熬夜；饮食方面必须注意低脂肪、低盐饮食，并避免过饱；心态平衡十分重要，不要情绪激动和过度劳累；戒烟戒酒和坚持合理适当的运动是康复治疗的主要措施。另外，要特别注意不要在饱餐或饥饿的情况下冲凉，水温不可过高或过低，冲凉时间不宜过长，年长高风险者淋浴，应有人协助，避免发生意外；避免受寒，尤其是避免受强冷空气影响；注意保持大便通畅。

并发高血压心脏病

概述

高血压长期控制不佳可引起心脏结构和功能的改变，称为高血压心脏病，包括早期左室舒张功能减退、左室肥厚，逐步发展至现心肌收缩功能减退，最终发生心力衰竭。

高血压心脏病，顾名思义就是高血压导致的心脏病，高血压是其基本病因。如高血压长期未获良好控制，高血压不仅通过增加心脏的压力负荷与容量负荷，还通过一系列神经、体液、细胞因子调节异常，令心室出现适应性代偿，心肌发生重塑，出现左心室肥厚，顺应性降低，心功能损害，即形成高血压性心脏病。

高血压心脏病的发生、发展与微血管系统结构及血管内皮细胞功能异常密切相关。一方面，血管内皮细胞功能障碍在高血压的发病机制中起重要作用，而高血压本身又加剧内皮细胞的功能障碍；另一方面，血管的再生落后于心肌细胞的增生，受损血管内皮再生减少致使微血管减少，导致重塑的心肌缺血。

细胞因子层面的研究表明，高血压是一种慢性、非特异性血管炎症性疾病，心肌微血管损伤导致心肌细胞和内皮细胞缺血、坏死，可直接作为启动因素迅速启动固有免疫，产生强烈而持久的炎症反应，引起血管和心肌组织的炎症、氧化应激反应，并促进血管和心肌组织的纤维化和再生，从而引起心肌肥厚。

临床症状

1.早期

高血压性心脏病早期通常无明显症状，或仅有轻度不适，如头痛、胸闷等，这些症状主要是高血压的一般表现。

2.进展期

如果高血压长期没有得到合理控制，则心脏长期处于高负荷状态，就出现了心肌肥厚，僵硬度增加，最终可导致进入心脏的肺静脉血受阻，形成肺淤血。心肌肥大时需氧量增加，血液供应相对不足，常导致心力衰竭发作。

表3-16　左室心力衰竭与全心衰竭

分类	病因	特点
左室心力衰竭	左心室功能异常，出现肺淤血	劳力性呼吸困难；平卧时出现气急，坐起后即好转；活动量不大，但出现呼吸困难，严重时患者可在睡梦中惊醒；严重时出现端坐呼吸、咳嗽，咳粉红色泡沫样痰。
全心衰竭	左室心力衰竭累及右心室功能下降，形成全心衰竭	颈静脉明显充盈；右上腹不适或有肝大；双下肢水肿，严重时可出现全身水肿及胸、腹腔积液；尿量减少。

诊断与鉴别

根据高血压病史，患者出现左心室肥厚，并排除其他引起左心室肥厚的病因，结合高血压心脏病的临床表现及心电图、胸部X线、超声心动图等检查可做诊断。

体格检查可发现心尖搏动增强呈抬举性，心界向左下扩大，主动脉瓣区第二心音亢进等；全心衰竭时，皮肤黏膜重度发绀、颈静脉怒张、肝大、水肿等。

心电图检查有单侧或双侧心室肥大、劳损；胸部X线检查有主动脉迂曲扩张，左心室或全心扩大，肺间隔线出现，肺淤血等；超声心动图示单侧心室或双侧心室肥厚扩大，左室舒张功能减退，射血分数降低等。

高血压性心脏病以心室肥大为特征，临床上需要与肥厚型心肌病等相鉴别。

治疗

1. 西医治疗

高血压心脏病的治疗以改善心功能、控制血压的一般措施，结合药物治疗。

在急性期，往往是由于血压严重升高或其他诱因，如感染、过度疲劳和情绪激动、电解质或酸碱平衡紊乱、妊娠和分娩等诱发急性左室心力衰竭。对此情况需要紧急救治。

在缓解期，要注意控制盐的摄入，如有心功能下降则还要注意限制饮水；监测电解质，以免因限钠导致低钠血症；监测体重，一方面了解水肿情况，另一方面利于长期控制体重；注意饮食控制，如低脂；戒烟戒酒。

药物治疗需要在控制血压的同时，改善心脏血流动力学异常，并阻止心肌重塑的发生，ACEI、ARB、β 受体阻滞剂及醛固酮受体拮抗剂（如螺内酯）

是高血压心脏病药物治疗的常用药。

2. 中医治疗

高血压心脏病属中医学"胸痹""心悸""喘证"等范畴。一般可按照辨证治疗，常见的有如下4种证型：

（1）痰浊中阻证

〔主症〕心悸气短，胸脘痞满。兼次症困倦乏力，小便短少，恶心吐涎，大便溏稀。舌质淡，苔白滑。脉弦滑。

〔治法〕温中化饮，和胃降浊。

〔方药〕苓桂术甘汤加减。

（2）痰瘀阻脉证

〔主症〕为胸闷疼痛，心悸不宁。兼次症痛处固定，入夜更甚，脘胀便溏。舌质紫暗有瘀斑，苔白腻。脉细涩。

〔治法〕活血化瘀，涤痰宣肺。

〔方药〕血府逐瘀汤合瓜蒌薤白半夏汤加减。

（3）气阴两虚证

〔主症〕胸闷隐痛，心悸气短，倦怠乏力，咽干口燥，烦热自汗。舌质红少苔。脉虚数无力或促结。

〔治法〕益气养阴。

〔方药〕炙甘草汤加减。加黄芪、煅龙牡以增益气固表，敛汗定悸之功效。

（4）心肾阳虚证

〔主症〕胸闷喘促，畏寒肢冷。头目眩晕，心悸不宁，乏力气短，小便短少，足跗水肿。舌质淡胖，边有齿痕，舌苔白滑。脉沉细。

〔治法〕温补心肾，化饮利水。

〔方药〕真武汤加减。

循证调护

如果高血压心脏病的病因难以去除，心脏的病理改变则难以完全逆转。

患者常反复出现急性加重，并逐渐进展，最终可能发展为心力衰竭甚至死亡。患者的生存期与血压控制水平、治疗是否及时且规范、日常生活方式的改善情况密切相关。

1.改善生活方式。如强调低盐、低脂饮食，控制饮食总量以控制体重及戒烟戒酒等。

2.实施逐渐提高训练强度的心脏康复。主张适度的有氧运动，可进行太极拳、八段锦、步行等活动。在训练的过程之中，如有气促加剧则要立即停止。如果属于严重的心力衰竭者，要特别注意卧床休息，并强调在家属的配合下加强被动运动，以免静脉血栓形成。

并发高血压肾病

概述

由高血压病导致的肾脏损害称为高血压肾病，属继发性肾病。

高血压肾病又称为高血压性良性小动脉性肾硬化，其临床特点是长期高血压出现轻度蛋白尿，肾功能减退进展较慢，早期常出现夜尿增多等肾小管功能损害的表现，晚期可出现严重蛋白尿、氮质血症，最终发展为终末期肾衰竭。

高血压与肾脏损害可相互影响，形成恶性循环。一方面，肾脏损伤引起高血压；另一方面，高血压又会加重肾脏损伤。急骤发展的高血压可引起广泛的肾小动脉弥漫性病变，导致恶性肾小动脉硬化，从而迅速发展成为尿毒症，成为肾病患者死亡的重要原因。

高血压与肾损害互为因果，如高血压可导致肾小动脉高压、痉挛、肾缺血、肾小球硬化，出现蛋白尿等，形成肾损伤。肾损害也可进一步使肾血管痉挛、阻塞，肾组织缺血加重，造成肾素分泌增多，前列腺素减少，血压更高。

在临床上，肾性高血压与高血压肾病都具有双重性：一是肾病为基础，高血压为并发症；一是高血压为基础，肾病为并发症。

临床症状

早期：夜尿增多，尿比重降低，尿钠排出增多，尿浓缩功能下降。

后期：缺血性肾病形成后，肾小球损伤，尿常规检查异常，少量蛋白尿红细胞。肾小球功能渐进受损，肌酐清除率下降，血清肌酐逐渐增高。蛋白尿的产生是评定动脉粥样硬化肾实质病变严重程度的指标之一。

晚期：肾体积进行性缩小，两侧常不一致，全身表现有高血压眼底病变及心脑并发症。

高血压患者一定要注意检查尿常规。高血压病可以引起肾脏疾病，也可加重肾病，肾病也会引起高血压。慢性肾病与高血压互为因果，每一位肾病患者一定要定期积极进行血压检查。将血压维持在理想范围，对预防高血压及高血压肾病有重要意义。

诊断与鉴别

具有高血压病史5年以上，出现持续性蛋白尿，伴随高血压性视网膜动脉硬化或动脉硬化性视网膜改变者，并排除其他原因导致的蛋白尿，一般可诊断为高血压肾病。

需要与各种原发性肾病及其他继发性肾病鉴别，特别是要与肾性高血压进行鉴别，但如果病史不清，且已出现了肾衰竭，鉴别有一定难度。

表3-17 高血压肾病与慢性肾小球肾炎继发高血压相鉴别

类别	高血压肾病	肾性高血压
病史	高血压在先，肾病在后	肾病在先，高血压在后
年龄	中老年	青壮年

续表

类别	高血压肾病	肾性高血压
蛋白尿	蛋白较少，通常24小时，尿蛋白少于1g	蛋白较多，通常24小时尿蛋白在1g以上
血尿	多无血尿	多有血尿

治疗

1. 西医治疗

高血压不论是否有并发肾损害临床症状都需要严格控制血压，力求把血压控制在正常范围，这是一个重要基础治疗原则。

高血压肾病一般情况下，血压应控制在130/80mmHg以下；如果蛋白尿每天达到1g以上，则血压需要控制在125/75mmHg以下。

对于早期、轻度高血压和尿常规正常者可予非药物治疗，保持良好的情绪，减肥，限盐、限酒，适量运动。

可供选用的降压药物有利尿剂、β受体阻滞剂、钙通道阻滞剂、血管紧张素转换酶抑制剂。其中，钙通道阻滞剂和血管紧张素转换酶抑制剂能同时改善肾脏的血流动力学。

伴发高脂血症、糖尿病及高尿酸血症者，应给予相应治疗，同时应用抗血小板聚集和黏附的药物，如潘生丁（又名双嘧达莫）、阿司匹林等，可有阻止肾小球动脉硬化。

对于晚期慢性肾衰尿毒症患者可采取替代治疗，替代治疗的方式包括血液透析、腹膜透析和肾移植等。

慢性肾衰竭替代治疗的标准：

何时候需要进行替代治疗，无绝对标准，但一般来说早期透析、充分透析对肾衰竭晚期患者的长期生存以及生活质量等方面均有重要意义。多主张内生肌酐清除率为10ml/min左右即可开始透析治疗。一般来说，用饮食疗法、药物治疗等无效，病情继续发展，每日尿量<1000ml者，参考以下指标可行

透析治疗：

①尿素氮≥28.6mmol/L。

②血肌酐≥707.2μmol/L。

③有明显的尿毒症症状及水钠潴留（浮肿、血压升高、高容量性心力衰竭的征兆）。

④伴发贫血（红细胞压积<15%）、心包炎、高血压、消化道出血、骨病、尿毒症脑病等。

上述指标仅供参考，患者的具体情况十分重要。不同的原发病应有所区别，如糖尿病肾病的患者要求更早些透析。

如果患者存在比较严重的临床症状，如十分疲劳、胃口很差，特别对于长期营养不良、严重消瘦的患者，有时虽然血肌酐不是很高，但事实上肾功能已经很差，也需要考虑及早进行透析治疗。如果存在严重高钾血症，如血钾≥6.5mmol/L；严重代谢性酸中毒，如二氧化碳结合力≤10mmol/L；严重的急性肺水肿、左室心力衰竭等紧急情况，而内科处理又无明显效果者，宜紧急进行血液透析治疗。

2.中医治疗

慢性肾衰竭治疗的最终目的是延缓病程进展，延迟进入终末期肾衰竭。中医治疗慢性肾病主张早期介入治疗，具体方案根据不同疾病阶段而有不同。

对于慢性肾衰早、中期可以用中医治疗；而对于慢性肾衰尿毒症期则应该"西医治疗为主，中医治疗为辅"。

高血压肾病治疗应以中医辨证治疗为主，积极治疗高血压，防止肾脏小动脉硬化。对血压控制不理想者，应予以中西医结合治疗。当出现肾衰竭时，则以中医综合措施延缓肾衰竭进展。

本病临床上以本虚标实为多见。滋养肝肾、补益肾气为法治其本，以平肝潜阳、活血祛瘀、化痰泄浊利水为法治其标。

常见的中医辨证分型论治：肝肾阴虚、肝阳上扰，方选天麻钩藤汤和杞菊地黄丸加减；肾气亏虚、下元不固，方选五子衍宗丸加减；气滞血瘀、湿浊内阻，方选桃红四物汤合五苓散加减；脾肾亏虚、气血不足，方选归脾汤加减；阳虚水泛、浊毒瘀阻，方选真武汤加减。

循证调护

高血压出现肾损害患者也要注意生活作息规律，戒酒戒烟。

在饮食方面，肾病患者一般禁止食用杨桃，因为个别肾病患者食用杨桃后会出现昏迷。

低盐饮食是肾病患者饮食的普遍原则，一般建议每日盐的摄入在3g左右，如有水肿明显者需要更低些。但也要避免矫枉过正导致低钠血症。

高血压肾病患者如有肾损害、肾衰竭则要注意适当的优质低蛋白饮食。

对于水果和蔬菜是否限制，则需要根据肾功能状态及血清钾的水平而定。如有高钾血症则蔬菜、水果需要较为严格限制，一般要限制食用冬菇、马铃薯、香蕉、樱桃、榴梿等含钾高的食物。肾功能不全者一般不宜多食肉汤。

在运动方面则注意适量，积极参加体育锻炼，合理运动，如太极、八段锦、体操、游泳等。血压较高而未获得良好控制者及肾功能损害明显者均应避免剧烈运动。

并发高血压眼病

概述

高血压对眼部有一系列影响，除可直接导致高血压性视网膜病变外，还是发生视网膜静脉阻塞、视网膜动脉阻塞、视网膜大动脉瘤、缺血性视神经病变等其他眼部血管病变的重要危险因素，并增加糖尿病视网膜病变发生发展的危险性，而且与青光眼及年龄相关性黄斑变性的发病有关。

狭义的高血压眼病指由于长期血压增高导致血视网膜屏障破坏，使血浆红细胞渗出血管外，导致视网膜水肿、出血，甚至视网膜血管闭塞的一种眼底视网膜病。

高血压眼病患者中约七成有眼底改变。临床常见的呈慢性病程的高血压病患者中，眼底病变发生率与病程长短成正比；病程越长者，眼底病变的阳性率越高，严重程度也越高。

视网膜中央动脉是全身唯一能在活体上被直接观察到的小动脉，因此，观察高血压病患者的眼底情况，常能了解患者心、肾、脑等脏器的受害程度，对高血压的诊断及预后判断有重要意义。

原发性高血压性视网膜病变是由高血压引起的，以视网膜动脉收缩乃至视网膜、视盘病变为主要表现。

眼底病变的程度与高血压时间长短及其严重程度密切相关。随着血压下降和控制，眼底出血、渗出等病变也逐渐好转，但到晚期效果较差。

表3-18　高血压眼病的高危因素

高危因素	特点
个人因素	年龄高、工作紧张、运动量少、体重指数大
生活习惯	吸烟、饮酒以及高盐低蛋白饮食等不良生活习惯
病理因素	血压、颈动脉内膜中层厚度、血脂、血尿酸、尿微量白蛋白等水平高
中医证型	肝火亢盛型多发

临床症状

早期一般无明显症状，病情严重者可有头痛、视物模糊、视物变小或变形。早期不影响视力，后期视力不同程度下降。

高血压眼病以视网膜动脉收缩乃至视网膜、视盘病变为主要表现。

表3-19　高血压眼病的分级

分级	特点
1级	视网膜动脉变细，反光增强
2级	视网膜动脉狭窄，动静脉交叉压迫
3级	在1~2级病变的基础上有眼底出血及棉絮状渗出
4级	在1~3级病变的基础上可出现视盘水肿

并发症

高血压眼病是一种由高血压引起的常见眼病。如不重视则会引发眼底出血、急性闭角型青光眼及视觉衰退等并发症。

表3-20　高血压眼病常见的并发症

并发症	特点
眼底出血	往往发生在已患高血压、动脉硬化症、糖尿病的患者。尤易发生于原有高血压的患者。还可继发于视网膜静脉阻塞、视网膜静脉周围炎等疾病。主要表现是视力下降，眼前黑影飘动，严重的可出现视力突然丧失
急性闭角型青光眼	多见于老年妇女，患者可出现剧烈的头痛、眼痛、恶心、呕吐、视力骤降，看灯光出现"彩虹"。有的还可出现发热、怕冷等症状。容易被误诊为胃肠疾病或感冒
视觉衰退	近视、干眼症、结膜炎的发生率大大上升，出现眼睛干涩、发红、有灼热感或异物感，眼皮沉重、眼痛、头痛、视力下降等症状

诊断与鉴别

高血压导致的视网膜变性的特征包括：①血管变窄；②血管渗出；③视网膜的渗出，称为"棉绒斑"；④黄斑和视盘的水肿；⑤眼球后部的出血。

临床上通过眼底检查或眼底血管荧光造影检查等可明确诊断，并与糖尿病视网膜病变等相鉴别。

治疗

1. 西医治疗

高血压引起眼部病变的治疗关键的是控制血压等病因，尤其是对急进型高血压性视网膜病变患者，应及时将血压控制在正常范围。

由于视网膜病变是全身血管病变的一部分，因此针对血管硬化的调脂、抗血小板凝聚及抗氧化等治疗也非常必要，对于出血明显者可采用激光疗法。

对于缓进型高血压性视网膜病变患者，需定期随访。最初3个月复查一次，随后若病情稳定可6~12个月检查一次。对于出现3级或4级视网膜病变患者，应定期检查。

2. 中医治疗

中医古籍中没有与"高血压眼病"相对应的病名，根据其临床表现可归属于"暴盲""内障"等范畴。中医认为"肝藏血，主疏泄""肝开窍于目""肝受血而能视""肝气通于目，肝和则能辨五色"。因此，高血压眼病与肝藏血、疏泄的生理功能失常有密切相关。

辨证论治是治疗高血压视网膜病变的主要方法，有学者参考眼底有无出血、水肿等情况进行辨证，具有一定的特色，主要分型为：肝阳上亢型，水湿上泛、痰浊上蒙型，及肝肾阴虚、虚火上炎型。其中肝肾阴虚、虚火上炎型常用于眼底可见动脉节段性痉挛或动脉硬化的表现。治以补益肝肾，滋阴降火。药用：生地黄、熟地黄、当归、白芍、枸杞子、川芎、菟丝子、知母、黄柏、丹参、甘草、茺蔚子、桑叶。若视网膜散在出血或反复出血者，加旱莲草、牡丹皮、藕节炭、阿胶。

专方三七地龙汤加减治疗高血压性视网膜病变出血者，可起到眼底出血吸收、渗出物吸收、视力提高等效果。组成：三七12g、地龙15g、血竭10g、赤芍10g、白及6g、当归10g。

出血初期（眼底出血10天之内），血色鲜红。投以三七地龙汤加栀子炭

10g、侧柏炭10g、仙鹤草10g。出血中期（眼底出血10~30天）以原方加女贞子、阿胶、红花等。出血后期（眼底出血30天以上）为陈旧性出血，分3型治疗：

（1）血热妄行型：眼底出血多，色鲜，出血呈片状，伴有耳鸣耳聋，头昏胸闷，烦躁灼痛，易怒。舌红，苔黄，脉数。治宜凉血止血、清肝泻火。方以三七地龙汤加仙鹤草、泽泻等。

（2）气滞血瘀型：眼底出血量少色暗紫，伴有两胁胸腹胀闷不舒，情志抑郁，善太息。舌苔薄白，脉弦。治宜疏肝解郁、行气活血止血。方用三七地龙汤加柴胡、牡丹皮、法半夏、木香、栀子炭等。

（3）肝肾阴虚型：眼底出血时间较长，时出时止，出血量少色红，伴头晕耳鸣，咽干，腰膝酸软。舌红少苔，脉弦细。治宜滋补肝肾、凉血止血。方用三七地龙汤加女贞子、旱莲草、五加皮、木贼草等。

循证调护

1.高血压视网膜病变与血压控制有密切相关，一旦出现高血压视网膜病变，往往提示全身血管及靶器官受损严重。因此，严格地控制血压是预防高血压眼病的重要措施。

2.强调戒烟、低脂、低盐饮食。在饮食控制的同时，应重视补充适量蛋白质，如蛋清、鱼类等食物。同时强调戒酒，而不是仅仅限酒。

3.由于高血压伴有眼底病变者会导致视力减退，对工作和生活带来极大不便，心理上会产生焦虑、抑郁、悲观等心理反应，需要注意克服。

4.另外需特别重视意用眼卫生，避免熬夜及长时间的近距离用眼，如有眼睛干涩，则用合适的眼药水滴眼。同时注意检查视力，监测眼压及眼底视网膜变化。一旦发现血压波动明显，或伴有剧烈头痛、恶心呕吐，视力模糊者，应该及时就医。

5.避免过度用力咳嗽、打喷嚏、大笑、搬动重物、唱歌等，以免视网膜承受更大的压力而出血，导致失明。

高血压常见合并症的治疗

高血压合并症指的是与高血压本身并没有明确的因果关系，但与高血压有一定的同构型的病症，如糖尿病、痛风、高脂血症等，这些病症与高血压一样，都与代谢有关，常常同时出现。两者虽无明确的因果关系，但会互相影响，如失眠、焦虑、颈椎病等都可能加重高血压，导致高血压难以控制，而高血压又可能加重这些病症。

另外，某些疾病与高血压的共同存在会共同引致另一种疾病，如高黏血症、血管硬化等都是导致卒中的共同机制，这些也可归属于高血压合并症的范围。

从整体观点出发，治疗高血压需同时注意其合并症，不可只见树木，不见森林。

合并糖尿病

概述

糖尿病是一组以血糖水平升高为特征的代谢性疾病群。引起血糖升高的病理生理机制是胰岛素分泌缺陷及（或）胰岛素作用缺陷。

血糖明显升高时可出现多尿、多饮、体重减轻，有时还可伴多食及视物模糊等症状，其基本病理是血糖增高及代谢紊乱。

1型糖尿病多为青少年发病，其发病的危险因素常与遗传易感性、自身免疫、病毒感染、药物及化学物等因素有关。

2型糖尿病多为中老年发病，患病的危险因素可分为不可改变的危险因素和可改变的危险因素。糖尿病家族史、年龄、种族及遗传易感性等属于不可改变的危险因素。

超重、肥胖、体力活动减少及能量摄入增多，尤其是嗜甜食、肉类饮食过多、饮酒等膳食因素，吸烟及应激、熬夜等生活方式，高血压、血脂异常及代谢综合征等均是糖尿病可改变的危险因素。

高血压人群中糖尿病的患病率较血压正常人群明显升高，糖尿病患者，血压升高导致脑卒中或心肌梗死的危险性明显升高。高血压和糖尿病合并存在对心血管的危害有乘积效应，使动脉粥样硬化的机会大大增加，在加重了大血管病变的同时，也加重了微血管病变。糖尿病时血脂增高，脂质代谢紊乱，凝血功能异常，使高血压患者本已存在的高凝状态进一步加重，更易产生脑梗死；高血压会加快糖尿病肾病的发生、发展和肾脏纤维化进程。

糖尿病与高血压并存相当常见，这也是患者发生动脉硬化和肾衰竭的重要原因。高血压的糖尿病患者其视网膜和肾脏并发症的发生率明显高于血压正常者，前者的神经病变、视网膜病变和肾脏病变更严重。

高血糖和高血脂可加重高血压患者的内皮功能损害，是内皮功能障碍的危险因素。而内皮功能障碍与高血压也互为因果，血压升高同时会加重血管内皮功能障碍。

临床症状

糖尿病的典型症状者为"三多一少"，即多饮、多尿、多食、消瘦。这种情况可见于1型糖尿病患者及未获得良好控制的2型糖尿病患者。

不典型症状，如倦怠、女性阴部容易受念珠菌感染而引起阴部瘙痒、视物模糊、足部麻痹、伤口容易发炎经久不愈等。

有些糖尿病患者可能没有明显的症状，容易漏诊。有的甚至到了严重的并发症出现或因其他疾病进行检查时才被发现。

诊断与鉴别

根据美国糖尿病协会2010年的推荐标准，符合以下任何一条即可诊断为糖尿病：

◆ 空腹血浆血糖在7.0mmol/L或以上。

◆ 在口服糖耐量试验中，口服75g葡萄糖2小时后，血浆血糖在11.1mmol/L或以上。

◆ 有高血糖症状，并且随机血浆血糖在11.1mmol/L或以上。

◆ 糖化血红蛋白（HbA1c）在6.5%或以上。

国际糖尿病专家委员会已经推荐将HbA1c检测结果（≥6.5%）作为糖尿病的重要诊断依据。

糖尿病的鉴别主要是鉴别1型糖尿病和2型糖尿病，两者最显著的区别是，1型糖尿病是胰岛素绝对缺乏，2型糖尿病是胰岛素相对缺乏。也就是说，1型糖尿病胰岛功能完全丧失，只能通过胰岛素改善治疗，故又称胰岛素依赖型；2型糖尿病还有残存的胰岛功能，治疗方面不一定都用胰岛素，可以通过药物来改善胰岛素的分泌和利用，故又称非胰岛素依赖型。两者鉴别并不困难。另外，临床所见绝大多数糖尿病都属于2型糖尿病。

治疗

1. 西医治疗

糖尿病治疗的目的在于减少糖尿病大血管和微血管并发症的发生；保护易受高血压损伤的靶器官；减少致死、致残率，提高患者的生活质量，延长寿命。

严格控制血压可使糖尿病相关病死率、脑卒中发生率、微血管病变发生率显著降低。

降低血压至理想范围固然重要，但过低的血压有时会产生严重的不良后果。《2007年欧洲心脏学会高血压治疗指南》及《2009年加拿大高血压指南》均指出，糖尿病患者血压控制的目标值为130/80mmHg以下。如24小时尿蛋白排泄量达到1g或以上，血压控制则应低于125/75mmHg。

随着对糖尿病认识程度的不断加深，人们意识到，其他很多危险因素如血压、血脂等都与其慢性并发症密切相关。因此，必须对糖尿病进行强化治疗，包括对糖尿病并发症的危险因素进行全面有效的治疗，务求达到预定的目标，如控制血糖、血压，调节血脂，戒烟，减重，并改变生活方式和行为习惯等。

凡是经过饮食控制、运动及减肥等措施治疗3个月以上，血糖仍未达标者，应该及时给予药物治疗。糖尿病的药物治疗多基于2型糖尿病的两个主要病理生理改变，即胰岛素抵抗和胰岛素分泌受损。

口服降糖药根据作用效果的不同，可以分为促胰岛素分泌剂和非促胰岛素分泌剂。促胰岛素分泌剂包括：磺脲类、格列奈类、二肽基肽酶-4抑制剂（DPP-4抑制剂）。非促胰岛素分泌剂包括：双胍类、噻唑烷二酮类药物（TZDs）、α糖苷酶抑制剂。

胰岛素主要用于1型糖尿病患者，但2型糖尿病患者如果出现明显的并发症等情况，应该及时考虑使用胰岛素治疗。

糖尿病患者使用胰岛素治疗的指征：

◆ 有糖尿病并发症，如糖尿病眼病、糖尿病肾病等。

◆ 肝、肾功能不全。

◆ 妊娠期、哺乳期妇女。

◆ 明显消瘦。

◆ 非酮症高渗性昏迷、乳酸性酸中毒、酮症酸中毒或反复出现酮症。

◆ 合并严重感染，创伤，急性心肌梗死、脑血管意外，大手术等应激状态。

◆ 患者同时使用糖皮质激素。

◆ 有严重胃肠道疾患。

◆ 口服药血糖控制不佳。

2. 中医治疗

糖尿病并发高血压临床多属于中医"眩晕""消渴"等范畴。辨证应分清相关脏腑及标本虚实。治疗以调整阴阳、补虚泻实为原则。

1型糖尿病及未获得良好控制的2型糖尿病，临床上按其出现的症状特点，主要分为上消、中消及下消。

其中以渴而多饮为上消，治以清热润肺、生津止渴，方用消渴方加减。如多食易饥为主，常按中消治疗，治以清胃泻火，养阴增液，常用玉女煎加减，常用药物包括生石膏、知母清肺胃之热，生地黄、麦冬滋肺胃之阴。至于以小便频数为主者，属于下消，包括肾阴亏虚和阴阳俱虚两种类型。肾阴亏虚临床表现为尿频量多，混浊如脂膏，或尿甜，腰膝酸软，乏力，头晕耳鸣，口干唇燥，皮肤干燥、瘙痒，舌红苔，脉细数。治以滋阴补肾，润燥止渴，方用六味地黄丸加减。阴阳俱虚症状表现为小便频数，混浊如膏，甚至饮一溲一，面容憔悴，耳轮干枯，腰膝酸软，四肢欠温，畏寒肢冷，阳痿或月经不调，舌苔淡白而干，脉沉细无力。治以温阳滋阴，补肾固摄。方用金匮肾气丸加减。

研究表明，知母、桑叶、人参、黄芪、黄精、枸杞、葛根、黄连、红景天、鬼箭羽等中药，具有一定的降糖作用，可在辨证基础上选用。

循证调护

糖尿病除了必要的药物治疗和监测之外，更要注意合理的饮食习惯和调理，如坚持糖尿病饮食，并注意营养均衡，多吃蔬菜，合理选用低升糖指数的食物。避免暴饮暴食，勿饮酒，勿过量饮食，避免油腻及含糖量过高及高能量食物。儿童更应该养成良好的饮食和作息习惯。坚持适当运动，努力把体重控制在理想范围。

合并高脂血症

概述

高脂血症是指由于脂肪代谢或运转异常使血浆一种或多种脂质高于正常。血脂异常包括了总胆固醇、低密度胆固醇、三酸甘油酯升高，高密度脂蛋白下降。其中低密度脂蛋白通常被称为"坏的胆固醇"，而高密度脂蛋白则为

"好的胆固醇"。

高脂血症是动脉粥样硬化的原始动因，而动脉硬化则是中老年人衰老以及许多疾病的重要基础。

高血压合并高脂血症十分常见，两者同时存在时，加重了血管的损伤以及血管并发症。

脂肪摄入过多、脂蛋白合成及代谢过程的异常均可导致高脂血症。按发病原因，可分为原发性高脂血症和继发性高脂血症。

表3-21 高脂血症的病因

分类	病因
原发性高脂血症	与基因突变有关，具有明显的家族遗传倾向，并与不良的饮食习惯、体力活动不足、肥胖、酗酒及年龄增加有关
继发性高脂血症	由其他疾病导致，常见的如糖尿病、肾病、甲状腺功能下降等。或服用某些药物所致，如激素、利尿药、β受体阻滞剂等

临床症状

高脂血症既是独立的疾病，又是很多疾病伴随出现的代谢异常。其早期多无特殊症状。典型者，则可能表现为黄色瘤、早发性角膜环、眼底改变等，但发生率并不高。

长期高脂血症可出现一系列伴随疾病，如引起动脉粥样硬化时可能会出现胸闷、胸痛、头晕、跛行等症状，过多脂质沉积于肝脏及脾脏，患者会出现肝脏、脾脏体积增大。

诊断与鉴别

本病可根据《中国成人血脂异常防治指南2016年修订版》的诊断标准、血脂水平分层标准进行诊断。此外，在临床上需对原发性高脂血症和继发性高脂血症相鉴别。

表3-22 中国ASCVD一级预防人群血脂合适水平和异常分类标准（mmol/L）

分层	总胆固醇	低密度胆固醇	高密度胆固醇	三酸甘油酯
理想水平	—	<2.6	—	—
合适范围	<5.2	<3.4	—	<1.70
边缘升高	5.2~6.2	3.4~4.1	—	<2.3
升高	≥6.2	≥4.1	—	≥2.3
降低	—	—	<1.0	—

注：

①参考《中国成人血脂异常防治指南2016年修订版》。

②ASCVD：atherosclerotic cardiovascular disease，动脉粥样硬化性心血管疾病。

治疗

1.西医治疗

高脂血症是动脉粥样硬化性疾病的重要危险因素，高血压伴有高脂血症显著增加心血管病危险，因此对于高脂血症必须加以治疗，并达到目标值。

表3-23 高血压合并高脂血症开始调脂治疗的TC和LDL-C值及其目标值（mmol/L）

危险等级	药物治疗开始	治疗目标值
中危	TC>6.2 LDL-C>4.1	TC<5.2 LDL-C<3.4
高危：CHD或CHD等危症	TC>4.1 LDL-C>2.6	TC<4.1 LDL-C<2.6
很高危：急性冠脉综合征，或缺血性心血管病合并糖尿病	TC >4.1 LDL-C>2.1	TC<3.1 LDL-C<2.1

注：

①参考中国高血压防治指南（第三版）。

②TC：总胆固醇；LDL-C：低密度脂蛋白胆固醇；CHD：慢性心脏病。

　　高血压伴高脂血症者，应积极改善生活方式。生活方式的改善是控制高脂血症的首要措施。恰当的生活方式改变对多数高脂血症者能起到与降脂药相近似的治疗效果，在有效控制血脂的同时有效减少心血管事故。

　　改善生活方式的具体内容：

◆ 减少饱和脂肪酸及胆固醇的摄入。

◆ 选择能够降低LDL-C的食物，如含可溶性膳食纤维高的食物。包括全谷类食物、水果、蔬菜、各种谷类。

◆ 减轻体重，冀能达到理想体重或至少预防体重增加。

◆ 增加有规律的体力活动，包括足够的中等强度的锻炼。

◆ 采取引对其他心血管病危险因素的措施如戒烟、限盐以降低血压等。

　　如果在改善生活方式6个月后，血脂水平不能达到目标值者，则考虑药物降脂治疗。对伴有缺血性心、脑血管病的患者，推荐进行抗血小板治疗等。

　　主要的降脂药包括他汀类、贝特类、胆酸结合树脂和烟酸及烟酸衍生物等，他汀类药物和贝特类药物是降脂的一线药物。

表3-24　常用的调脂药物简表

种类	药物	英文名	注意事项
他汀类	辛伐他汀（舒降之）	simvastatin	不良反应有肌病、肝酶升高。活动性或慢性肝病禁用
	阿托伐他汀（立普妥）	Atorvastatin（Lipitor）	
	氟伐他汀	Fluvastatin	
	洛伐他汀	Lovastatin	
	普伐他汀	pravastatin	
贝特类	非诺贝特（力平脂）	Fenofibrate	副作用有消化不良、胆石症，肌病等。严重肝、肾功能不全者禁用
	吉非贝齐（诺衡）又称吉非罗齐	Gemfibrozil	
	氯贝丁酯（氯贝特）	clofibrate	

种类	药物	英文名	注意事项
烟酸		Nicotinicacid	升高血糖，升高尿酸、肝毒性及上消化道不适。慢性肝病禁用

注：参考《中国2型糖尿病防治指南2010年版》。

2.中医治疗

中医根据高脂血症的发病特点和临床表现，把高脂血症归属于"痰浊""瘀血"等范畴。

中医认为血脂代谢紊乱与痰瘀有关。久病入络致瘀，痰瘀互结，胶着脉道，终致脉痹、胸痹、中风等变证。高血压合并血脂异常的病机特点是以正虚为本，痰浊血瘀气滞为标。治疗多以益气健脾、活血化瘀、利湿化痰为主。

辨证属于脾虚痰湿者，多用二陈汤、胃苓汤加减；脾虚水湿者，多用参苓白术散加减；脾虚痰瘀者，多用四君子汤合桃红四物汤加减。

健脾燥湿化痰的基本药物多选用党参、茯苓、薏苡仁、白术、猪苓、炙甘草、法半夏等，活血通络多选用川芎、桃仁、红花、赤芍、当归、地龙等；若畏寒肢冷、气短者，加肉桂，重用人参、黄芪以温阳益气，利水渗湿。

高脂血症及高血压患者，多见头昏目眩，视物不清，口苦咽干，舌紫或舌下瘀斑，脉弦滑或弦数。高脂血症多伴有高血压、脑动脉硬化，也可用笔者导师张琪教授的决明子饮治疗，决明子饮组成：决明子30g、钩藤15g、菊花20g、生地黄20g、玄参15g、赤芍20g、桃仁15g、当归15g、川芎15g、枳壳10g、甘草10g、黄芩15g。

红花、金樱子等有降胆固醇作用；山楂、白果等药有降甘油三酯作用；人参、三七等药兼具降胆固醇及甘油三酯作用；玉竹、金樱子等药有降低低密度脂蛋白作用；党参、女贞子等药有升高高密度脂蛋白作用；而人参、西洋参等药兼具降低低密度脂蛋白以及升高高密度脂蛋白两种作用。

研究表明：脂质代谢紊乱及纤维蛋白溶解活性降低是导致动脉粥样硬化

的主要原因，其病理改变是胆固醇及其他脂质在动脉内膜沉积，造成内膜损伤，斑块形成，纤维组织增生，动脉硬化。因此，调脂药可以防治动脉粥样硬化。有降脂作用的三七、丹参、蒲黄、玉竹、薤白、银柴胡、黄连、茵陈等中药有防治动脉粥样硬化的作用。

循证调护

高脂血症患者须特别注意限制高脂肪食品。应选择食用胆固醇含量低的食品，如蔬菜、豆制品、瘦肉、海蜇等，尤其应多吃含富含纤维素的蔬菜，以减少肠内胆固醇的吸收。食物中的胆固醇来自动物油食品，其中以动物内脏含胆固醇较高，应忌用或少用。

改变烹饪方式，如做菜少放油，尽量以蒸、煮、凉拌为主，少吃煎炸食品。

此外，要限制甜食的摄入。糖可在肝脏中转化为内源性甘油三酯，使血浆中甘油三酯的浓度增高，所以应限制甜食。

另外，注意合理运动，减轻体重，戒烟戒酒。

合并代谢综合征

概述

代谢综合征是一组肥胖、高血糖、血脂异常及高血压等聚集发病、严重影响机体健康的临床症候群。由于代谢综合征中的每一个病症都是心血管疾病的危险因素，其联合作用对心血管的危险更加严重。

代谢综合征是多基因和多种环境因素相互作用的结果，即一方面与遗传、免疫因素密切相关，另一方面受多种环境因素影响。

肥胖、高血糖、血脂异常、高血压是一组同构型的疾病。在遗传和生活习惯的影响下导致了肥胖，肥胖又导致了胰岛素抵抗的发生，再加上劳动强度低、运动量过少，造成了代谢综合征的发生和进展。

临床症状

代谢综合征并不是一个独立的疾病，其临床症状与其包括的各个疾病特征有关。如肥胖，腹部肥胖或超重引起的行动迟缓、心肺功能下降，可出现气喘。又如脂代谢异常及肥胖导致脂肪肝、肾小球滤过功能下降，可出现倦怠、乏力、水肿等。高血压可导致头晕、头痛等症状。糖尿病或葡萄糖耐量异常可有口干、多饮、多尿及低血糖等症状。

诊断

2005年4月14日，国际糖尿病联盟在综合了来自世界各地糖尿病学、心血管病学、血脂学、公共卫生学、流行病学、遗传学、营养和代谢病学专家意见的基础上，颁布了新的代谢综合征定义。中华医学会糖尿病学分会也制订了诊断标准，具备以下4项组成成分中的3项或全部者，可诊断为代谢综合征。

表3-25　代谢综合征诊断标准

血脂异常	血压升高	高血糖	超重或肥胖
空腹血TG≥1.7mmol/L，和（或）空腹血HDL-C<0.9mmol/L（男）或<1.0mmol/L（女）	血压≥140/90mmHg，和（或）已确诊高血压并治疗者	FPG≥6.1mmol/L和（或）2hPG≥7.8mmol/L，和（或）已确诊糖尿病并治疗者	BMI≥25.0kg/m²

注：①BMI（身体质量指数）=体重（kg）/身高（m）²；②FPG：空腹血糖；③2hPG：餐后2小时血糖。

治疗

1.西医治疗

防治代谢综合征的主要目标是预防临床心血管疾病以及2型糖尿病的发

生，对已有心血管疾病者则要预防心血管事件再发。减肥可使2型糖尿病患者胰岛素抵抗减轻，并有助于改善血糖和血脂状况，降低血压。饮食管理及合理运动是代谢综合征的基础治疗，并要严格戒烟戒酒。

针对各种危险因素如糖尿病或糖耐量受损、高血压、血脂异常以及肥胖等的药物治疗，治疗目标如下：

- 体重降低5%以上。
- 血压<130/80mmHg。
- LDL-C<2.6mmol/L、TG<1.7mmol/L、HDL-C>1.04mmol/L（男）或<1.3mmol/L（女）。
- 空腹血糖<6.1mmol/L、糖耐量试验2小时血糖<7.8mmol/L及HbA1c（糖化血红蛋白）<6.5%。

如饮食控制及运动已尽力，而胆固醇及三酸甘油酯仍高，则需服用或增加降胆固醇或降三酸甘油酯药及小剂量使用阿司匹林，以预防心血管事故。

降血糖及降低胰岛素抵抗的方法除减肥和运动之外，还可以使用二甲双胍等有改善胰岛素敏感性的药物。

降压治疗首选血管紧张素转化酶抑制剂。

对于严重肥胖者，国际糖尿病联盟及中国糖尿病学界也建议考虑进行代谢手术治疗。但由于手术存在较大的风险，应严格评估手术适应证。

2.中医治疗

代谢综合征通常由于过食肥甘、情志失调、运动过少等原因导致脏腑阴阳气血亏虚，痰瘀郁阻血脉，而呈本虚标实之证。常见证型有气虚痰郁、瘀血证、阴虚证、湿热证及气阴两虚证、阴虚热盛证、痰浊阻遏证、痰瘀互结证、肝阳上亢证、阴阳两虚证。常见的治法有健脾补肾、化湿活血、疏肝利胆、益气养阴、清热化瘀等。

笔者导师、国医大师张琪教授对脾肾两虚、痰浊瘀血内阻型的代谢综合征采取益气健脾补肾、化痰辟秽、解毒活血法，并将治疗分为两个阶段。

第一阶段从补脾肾入手，用参芪地黄汤益气健脾补肾，扶下正祛，增加机体自身免疫力，恢复胰腺功能。脾不健运，则气、血、水湿运行障碍，痰、湿、瘀血内停，以二陈汤健脾燥湿化痰，丹参、桃仁、红花、赤芍活血化瘀、通畅血脉，萆薢、土茯苓、石菖蒲开窍辟秽、化浊解毒，决明子清肝，降血脂、降血压，防治血管硬化。龙骨、牡蛎平肝潜阳、收敛固涩。

第二阶段从益气养阴入手，以清心莲子饮益气阴、清虚火、除烦渴。配以二陈汤健脾化痰。通过两个阶段的调整，使患者气血阴阳恢复平衡状态。

循证调护

1.合理饮食

膳食管理中，减少饮食总量为第一要义，同时需要戒烟戒酒，选择低盐饮食，在饮食上要避免摄入高热量的食物。少食富含脂肪的食物，如肥肉、动物油等。少食高胆固醇的食物，如动物内脏等。避免食用含反式脂肪酸的食物，如酥皮食品、人造奶油及油炸食品等。

常见的降低低密度胆固醇的食物：

①水溶性纤维高的食物。如燕麦、干豆类、荚豆类；藻类，如海带和紫菜及蔬果等。

②含不饱和脂肪酸的食物，如葵花籽油、粟米油及芥花籽油、橄榄油等。鲑鱼、沙丁鱼和拿吞鱼有助降低心血管疾病风险，但血尿酸高者不可过食。

2.适当运动

运动除了能改善血压状态之外，还能增加高密度胆固醇，降低低密度胆固醇，从而减少血管闭塞的机会。运动能提高身体对胰岛素的敏感度。每天30分钟步行，对降血糖及维持理想体重有明显帮助。

合并高黏血症

概述

血黏度是血液黏稠度的简称，是反映血液黏滞性的指标之一。影响血液黏度的因素主要有：红细胞聚集性及变形性，红细胞压积、大小和形态，血液中胆固醇、甘油三酯及纤维蛋白原的含量等。

高黏血症是由于血黏因子升高，使血液过度黏稠、血流缓慢造成的，以血液流变学参数异常为特点的病理综合征。高黏血症，或称高黏滞血症，也称为血液高凝状态。

研究表明，尽管原发性高血压患者动脉处于高压力之下，血栓栓塞性并发症，如心肌梗死、血栓栓塞性脑卒中等显著多于出血性并发症，因此推测高血压患者存在血栓前状态。血管壁内皮细胞损伤、血液成分改变和血流动力学变化是血栓性疾病的发病机制，学界亦称之为血栓前状态，并认为血栓前状态不但存在于高血压患者之中，而且与高血压靶器官损害有关。

临床症状

高黏血症的临床症状并无特异性，但由于血液黏稠，流速减慢，血液中脂质便沉积在血管的内壁上，导致管腔狭窄、供血不足，易致心肌缺血、脑栓塞、肢体血管血栓等疾病的发生。有些中老年人经常感觉头晕、困倦、记忆力减退。

老年人的血管壁弹性逐渐减弱，管腔慢慢变狭窄，所以细胞容易相互紧贴靠拢，引起血黏度增高，使血液流动速度减慢，导致心血管疾病。

老年人血液黏稠度增高与血浆中所含的蛋白质（球蛋白、纤维蛋白）和脂质（甘油三酯、胆固醇）含量增高有关。

当血液中含有较多的异物（如血管内壁脱落的上皮细胞、附着于血管壁内又脱落的类脂质等）时，纤维蛋白和血小板就聚集在异物周围，并把它们包裹起来，形成血栓，影响血液的正常运行速度，加重血液的黏稠度。

当这些栓子增大或突然流入一根较细的动脉时，就会导致血管堵塞，造成组织缺血、缺氧、坏死，导致脑梗死、心肌梗死、血栓性脉管炎等。

诊断与鉴别

早期高凝状态临床没有特别症状，因此需要进行一些必要的检查，包括血浆的纤维蛋白原（FIB）、凝血酶原时间（PT）、活化部分凝血活酶时间（APTT）、凝血酶时间（TT）及全血黏度。这些凝血指标升高是高黏血症的诊断依据。

如果出现血栓及血栓栓塞性并发症，则需要通过血管造影、普通计算机断层扫描、多层螺旋CT及双源CT血管造影（CTA）、二维及彩色多普勒、磁共振、放射性核素等影像学检查。

治疗

1. 西医治疗

对于高血压合并血液高凝状态，临床必须有足够的重视，因为血黏度升高是高血压大、小血管并发症的基本原因。合理的生活习惯可以有效降低血栓发生的风险。

西医治疗主要包括抗血小板凝聚、抗凝及溶栓等。一般来说，动脉血栓强调抗血小板治疗，静脉血栓强调抗凝治疗，根据患者的情况，辅以手术、溶栓等治疗。应用抗血小板聚集治疗可使既往有卒中或短暂性脑缺血发作病史患者的卒中风险显著降低。如果有血栓，要考虑介入溶栓或手术等措施。

表3-26　降低血液黏度常用药物

药物名称	英文名称	副作用
氯吡格雷（波立维）	Clopidogrel	过敏。严重肝脏损伤、活动性病理性出血（如消化性溃疡或颅内出血）、哺乳期妇女不宜
阿司匹林	Aspirin	主要为胃肠道反应，少见有过敏、肝肾损害等
双嘧达莫（潘生丁）	Dipyridamole	头晕、头痛、呕吐、腹泻、脸红、皮疹和瘙痒等

2. 中医治疗

血液高凝状态或高黏血症属于中医"血瘀证"范畴。气虚不能推动血液的运行，阴虚则营血凝滞，运行受阻，而久病入络，痰浊血瘀互结，滞于肢体，血脉运行障碍等均是血瘀证形成的主要原因。常用的治法有益气养阴、活血化瘀等。

活血化瘀法是治疗血瘀证的主要方法，包括药物、针灸、拔罐、按摩、熏洗等。

中药黄芪、丹参、鬼箭羽、肉苁蓉、水蛭、女贞子、黄精、红花等在纠正血液流变学异常、降低全血黏度、红细胞压积、红细胞沉降率、血小板聚集、纤维蛋白原，改善脂代谢及改善糖尿病血瘀状态等方面均有一定的作用。

活血化瘀的中药主要分为三类：一是和血药，这类药的作用相对较弱，如当归、牡丹皮、山楂、赤芍、丹参等；二是活血药，如川芎、红花、益母草、泽兰、王不留行、大蒜等；三是破血药，如水蛭、土鳖虫、三棱、莪术、地龙等。另可配合选用中药三七粉口服。或用三七、水蛭、地龙各等份研末。具有活血化瘀，降黏防栓，改善血液黏滞状态，减少心脑血管及血栓栓塞性疾病的发生的作用。但虫类药物易致敏，需慎用。对于中医证型属于气虚血瘀或伴有高血脂者，平时可用人参、西洋参、山楂、三七各等份，打粉后冲服。日常适当进食黑木耳对降低血黏度、改善血管状态有一定的帮助。

循证调护

平时除了适当运动、戒烟戒酒之外，应特别注意多饮水。饮水须注意饮水时机，如早晨起床前、每餐吃饭前1小时和就寝前1小时等。如无特殊禁忌，每天饮水量最好不少于2000ml，出汗多者，还要增加。

饮食宜清淡，可参照糖尿病饮食，少食动物内脏及动物脂肪，少吃油炸食物，尤其是晚餐不宜过多。多食用蔬菜，适当多食黑木耳、大蒜、洋葱、青葱、大豆、豆制品、鱼类、水果等。

温水泡澡对改善血循环有一定帮助。如无糖尿病神经及皮肤等并发症，温度可适当调高些，但不宜过高，不要超过39℃。37℃接近体温，血压不会急剧升高，血栓溶解物质变得活跃，血黏稠度得以改善。浸泡30分钟，令微微汗出，亦不可过度出汗。泡澡与运动一样都是消耗能量的方式，热量消耗增加，脂肪就会减少，有条件者可养成每天泡澡的习惯，身体代谢水平会有改善。泡澡后体表和体内温度升高，能使肌肉放松，改善血液循环，预防动脉硬化。

注意事项：①避免饭前泡澡，以免出现低血糖，饭后1~2小时较宜。②泡澡后要及时饮水，避免因出汗缺水导致血黏度升高。③避免浴缸的水超过心脏位置，半身浴较合适。④水温不可过高，温度过高可使血压骤升及过度汗出，导致血黏度升高或皮肤受损。⑤年高体弱、并发糖尿病足或有皮肤破损者不宜泡澡。

合并脑动脉硬化症

概述

动脉硬化是动脉的一种炎性病变，可使动脉管壁增厚、变硬、失去弹性，使动脉管腔狭小。动脉硬化是随着人年龄增长而出现的血管疾病，通常是在青少年时期发生，至中老年时期加重、发病。

脑动脉硬化症是全身动脉硬化的一部分，长期高血压加重了脑部主要动脉壁粥样硬化损害。

脑动脉硬化症常发生于40岁以上的中老年人，男性多于女性，有高血压、糖尿病、高脂血症，长期吸烟、饮酒及精神紧张的人多见。长期以来，动脉硬化被认为是血压升高的合并症，但越来越多的研究表明，动脉硬化可以发生在血压升高之前，而血压的升高又会加剧动脉硬化，从而形成恶性循环。

高血压是引起动脉硬化的主要危险因素。异常血压波动与心、脑、肾等靶器官损害密切相关，且独立于血压水平。脑动脉硬化症是在动脉硬化的基础上发生的，成因为脑血流量的减少。这种脑血流量的减少是普遍性的，难以形成有效的侧支循环进行代偿。所以，动脉狭窄进展较快、血流动力不足或血液黏滞度增高等因素造成脑血流灌注减少，导致脑部长期慢性供血不足，而引起大脑功能减退、脑萎缩等。

临床症状

早期脑动脉硬化未引起血管合并症和脑供血障碍时，可无明显的临床症状，当病情进一步发展，可出现多种症状。

◆ 头痛、头晕：脑动脉硬化症患者最明显的表现就是经常出现头痛或头晕，其症状时轻时重，无规律可循。

◆ 睡眠障碍：脑动脉硬化症患者大都会出现睡眠障碍，常表现为长时间无法入睡、时睡时醒、醒后极难入睡等。

◆ 健忘：脑动脉硬化症患者的记忆力会明显减退，尤其对数字、日期等遗忘得特别快。

◆ 情绪波动：脑动脉硬化症患者大多会表现出情绪波动大、易激动、喜怒无常等症状，这是由于其脑部供血量减少引起的。

◆ 手指震颤：手指震颤是脑动脉硬化症最典型的症状之一。该病患者在握笔写字时，手指会出现轻微的震颤。

表3-27 脑动脉硬化症不同的临床类型

类型	特点
神经衰弱综合征	如头痛、头晕、疲乏、注意力不集中、记忆力减退、情绪不稳、思维迟缓及睡眠障碍（包括失眠或嗜睡）
颈动脉粥样硬化	早期无明显症状，影响大脑血供时可出现头晕、头痛，如颈动脉狭窄严重或闭塞，可出现短暂性脑缺血发作，出现一过性黑矇、视野缺损、一侧面部或肢体忽然无力、突发语言障碍或理解困难
眼底动脉硬化	动脉变细，反光增强，严重者呈银丝状及动静脉交叉压迹。掌颏反射、吸吮反射阳性，有脑卒中患者可遗留脑神经损害、偏瘫、偏身感觉障碍等定位体征

诊断与鉴别

脑动脉硬化症患者常慢性起病，表现出慢性脑功能不全综合征，无局灶性脑功能损害体征，眼底及全身动脉硬化，常伴高血压、高血脂和糖尿病；彩超检出颈内动脉颅外段粥样硬化斑块，TCD检测脑动脉血流状态异常，CT和MRI显示多发性腔隙灶、皮质下动脉硬化性脑病等；如有过一过性脑缺血或脑卒中可确诊为脑动脉硬化症。

脑动脉硬化症引起的动脉硬化性精神病、帕金森综合征等均不宜归为脑动脉硬化症，而是其严重的并发症。

针对脑动脉硬化症的检查主要是影像学检查，包括颈部彩超、经颅彩超及CT和MRI检查等。

表3-28　针对脑动脉硬化症的影像学检查

检查	目的
颈部彩超检查	可显示颈内动脉颅外段粥样硬化斑块及溃疡、血栓、管腔狭窄或闭塞等，有助于排除椎动脉型颈椎病
经颅彩超检查	可检测脑动脉血流速度、搏动指数，评估脑动脉硬化程度，检测脑动脉内微栓子等
CT和MRI检查	可发现多发腔隙性梗死、皮质下动脉硬化性脑病等，排除其他脑器质性疾病

治疗

1.西医治疗

患者有头痛、头晕、记忆力减退、注意力不集中及焦虑、抑郁、睡眠障碍等症状，可对症治疗。

由于脑动脉硬化的发生、发展是一个慢性过程。如果高血压、高血糖、高血脂、吸烟等高危因素持续存在，会使动脉硬化斑块不断进展，因此，脑动脉硬化的治疗是综合性的治疗措施。除了强化控制血压、血糖、血脂之外，也需要强调生活方式的改善。

药物治疗方面包括选用降脂药，如辛伐他汀、阿伐他汀等；有明显的颈动脉粥样硬化病变可选用阿司匹林和氯吡格雷等；改善脑循环药，如倍他司汀等。

如出现动脉狭窄或闭塞可行血管再通术或重建术，包括血管介入和椎动脉颅外段血管成形术。比如颈动脉腔狭窄严重，狭窄程度>50%，且有与狭窄相关的神经系统症状患者；或颈动脉狭窄>70%，不论是否出现明显的相关神经系统症状，都需考虑血管内介入治疗。

2.中医治疗

脑动脉硬化多数属中医"眩晕""不寐""健忘""痴呆"等范畴。其病因病机主要有肝肾亏损、脑失所养，情志失调、阴阳失衡，饮食偏嗜、痰浊内生，阴虚阳亢、风火上扰等。临床上除了辨证分型治疗外，还常用一些经验方治疗，如益气聪明汤、半夏白术天麻汤等加减治疗。

《黄帝内经》所指"诸风掉眩"，与脑动脉硬化症症状类似。《魏氏家藏方》记载："人有患头目眩、口眼㖭动、非痰、乃风之渐也。"李东垣："非外来之风，乃本气自风。"因此，本病属于"风证"，并且属"内风"范畴。中医对风证的治疗有"治风先治血，血行风自灭"之说。据此认识，治以养血息风法为妥。参考《杂病源流犀烛》趁痛散组方思路，结合临床，拟定以羌活、当归作为基础方治疗脑动脉硬化症，效果良好。

临床也有以补益肝肾、滋阴潜阳为大法，方用左归丸加柏子仁、牡丹皮、葛根、白芍等，可取得良好效果。

有学者应用三七粉和水蛭粉3∶1配制胶囊，治疗腰椎管狭窄导致的间歇性跛行效果较佳，笔者参考此法，用该配方治疗瘀血型动脉硬化症，也取得良好效果。对于气血亏虚，寒凝经脉者，应用黄芪加当归四逆汤治疗，也有较好作用，可作参考。

循证调护

良好的生活习惯，如合理饮食，避免食用煎炸食物及动物内脏，保证充足的睡眠，及时戒烟戒酒和合理运动，预防和及时控制感染。

饮食方面要特别注意控制动物脂肪的摄入，避免食用动物性脂肪（如猪油、肥牛、肥鹅等）。提倡多吃海鱼，以保护心血管系统，降低血脂。烹调时，应采用植物油，如豆油、玉米油。烹调方法尽量要采用蒸、煮，坚持少盐饮食，适当增加高食物纤维食物的摄入，适当多吃大蒜、茄子、香菇、木耳、洋葱、海带、大豆、芹菜、冬瓜、燕麦、苹果等，这些食物均有不同程度的降血脂作用。

患者要坚持适量的体力活动，活动量需根据身体情况而定，要循序渐进，不宜勉强作剧烈运动。推荐保健体操、太极拳、步行、拖地、家务等。此外，还要舒缓忧郁或紧张的情绪，协调对社会的适应能力，保持稳定正常的血压。

合并冠心病

概述

冠状动脉粥样硬化性心脏病，简称冠心病。冠心病是冠状动脉血管发生动脉粥样硬化病变而引起血管腔狭窄或阻塞，造成心肌缺血、缺氧或坏死而导致的心脏病。但冠心病的范围可能更广泛，还包括炎症、栓塞等导致管腔狭窄或闭塞。世界卫生组织将冠心病分为无症状心肌缺血、心绞痛、心肌梗死、缺血性心力衰竭和猝死5种临床类型。无症状心肌缺血又称隐匿性心绞痛，习惯上所指的冠心病主要包括隐匿性心绞痛和心绞痛。心肌梗死、心力衰竭和猝死常常另做讨论。

冠心病好发于中老年男性，高血压、血脂异常、超重或肥胖、糖尿病、不良生活方式、缺少体力活动、过量饮酒等都是冠心病发生的高危因素。冠心病的发作还与季节变化、情绪波动、过劳、饱食、大量吸烟和饮酒及某些感染有关。

冠心病及高血压作为临床常见的两种心血管疾病，高血压是冠心病最常见的合并症之一，也是冠心病发展的危险因素及冠心病患者死亡的重要因素。冠心病合并高血压病的患者可能因为血压上升而引起反射性心跳加速，继而促使其心肌耗氧量增加，使患者冠状动脉粥样硬化速度加快，继而导致病情进一步恶化。

表3-29　常见的引起冠心病的因素

因素	特点
年龄增长	多数为40岁以上的人群
先天因素	男性及有心脏病家族史者患病风险高
不良习惯	吸烟、饮酒、不健康的饮食及缺乏运动等
疾病影响	有高血压病史、高脂血症病史及糖尿病病史及自身免疫性疾病、睡眠呼吸暂停等
诱发因素	不恰当的运动、情绪激动、寒冷，某些感染（如肺炎）等

临床表现

冠心病早期可能没有任何症状，仅仅表现为运动平板心电图出现异常。病情进一步发展，可能出现如下典型症状。

1. 劳力性心绞痛

即因体力活动、情绪激动等诱发，突感心前区疼痛，多为发作性绞痛或压榨痛，也可为憋闷感，经过休息或含服扩张冠脉的药物（如硝酸甘油）可缓解。

2. 胸部压迫

当冠状动脉完全堵塞时，就会导致心肌梗死。如果胸痛剧烈，持续时间超过半小时，硝酸甘油不能缓解，则可能属于心肌梗死。

3. 呼吸急促

此为心力衰竭症状，主要由于心脏泵血无力，所以稍用力则出现呼吸急促，并感到严重的疲乏无力。部分患者的症状并不典型，仅仅表现为心前区不适、心悸或乏力，或以胃肠道症状为主；某些患者可能没有疼痛感，如老年人和糖尿病患者；有的患者可能出现牙疼、冷汗、头晕等。

4. 猝死

约有1/3的患者冠心病首次发作的表现为猝死。

诊断与鉴别

冠心病的诊断主要根据典型的心绞痛症状，结合患者的年龄及冠心病的危险因素，再结合辅助检查，发现心肌缺血或冠脉阻塞的证据，结合心肌损伤标志物检查判定是否有心肌坏死。

常规心电图和心电图负荷试验等可明确心肌缺血情况。有创性检查有冠状动脉造影和血管内超声等，是冠状动脉狭窄的直接证据。但需注意，即使冠状动脉造影正常，也不能完全否定冠心病，临床需要综合判断。

治疗

1. 西医治疗

（1）生活习惯改变：戒烟限酒，低脂低盐饮食，适当进行体育锻炼，控制体重等。

（2）药物治疗：

①抗血小板药物：主要是抗血小板凝聚，防止血栓形成。常用药物为阿司匹林、氯吡格雷等。

②抗心肌缺血药物：主要用于减轻心肌氧耗量、扩张冠状动脉，增加冠脉血流，缓解心肌缺血，缓解心绞痛症状。常用药物为硝酸甘油，因通常为舌下含服，因此常被称为"舌底丸"。此外还有β受体阻滞剂，因可减慢心率，可降低心肌耗氧量、减少心肌缺血反复发作；另外，在用足量硝酸甘油酯类药物和β受体阻滞剂之后仍不能控制症状者，可配合钙通道阻滞剂。

③调脂稳定斑块药：主要为他汀类调脂药，常用药物有洛伐他汀、普伐他汀、辛伐他汀等。

（3）血运重建治疗：经皮冠状动脉介入治疗，如血管内球囊扩张成形术和支架植入术及外科冠状动脉旁路移植术等。介入和外科手术治疗后也要长期坚持标准药物治疗。

2.中医治疗

中医认为冠心病是由于心血瘀阻，心脉不通所致，属中医"胸痹心痛""真心痛"等范畴。其病机为本虚标实。本虚为气虚、阳虚者多；标实为血瘀、痰浊等。冠心病临床通常可分为寒凝心脉、气滞心胸、痰浊闭阻、心气不足、心阴亏损、心阳不振等证型。

对于不稳定的心绞痛，中医常用的治法有：①益气活血法，用于气虚与年老体弱、脏腑机能减退及元气自衰者。②温阳活血法，用于阳气不足，血脉失其温运则凝滞，进而形成阳虚血瘀证者。③益气养阴法，用于久而伤及气阴，气阴两虚。④行气活血法，其法用于气滞血瘀者。⑤散寒活血法，用于寒凝血瘀者，"寒气入经而稽迟，泣而不行，客于脉外则血少，客于脉中则气不通，故猝然而痛"提示了寒邪入中经脉，致血脉涩滞不行，是疼痛产生的重要机制。⑥化痰祛瘀法，用于痰阻血瘀者"心痹痛者，亦有顽痰死血"。

国医大师邓铁涛教授根据《金匮要略》论胸痹继承《素问·金匮真言论》"背为阳，阳中之阳，心也"这一论点，认为阳气虚于上，痰湿等阴邪乘虚干扰为冠心病的重要成因，治疗强调温阳除痰湿以恢复胸中阳气。若气虚甚宜重用黄芪30g；伴血脂高者，加决明子、山楂、何首乌之属；若舌苔厚浊者宜加用一些除痰湿之药。急性心肌梗死的患者，若有心源性休克，需加用吉林参或高丽参10~18g另炖服，并根据阴虚阳虚加减用药，偏阴虚者，可用西洋参10~18g炖服。

国医大师朱良春教授经常把田七用于冠心病心绞痛的治疗，根据患者不同的体质，可用红参、白参或西洋参，配伍三七等研末，每次3g，每日2次。人参为静药，三七为动药，益气化瘀，养心通脉，长期服用能改善心肌缺血，减少心绞痛的发生。

现代药理研究表明，抗心绞痛中药有以下作用：①扩张冠状动脉，增加冠脉流量；②抗血小板，抗凝及改善血液流变，改善微循环；③减轻心脏负担，降低心肌耗氧量。具有上述作用的药物有黄芪、人参、女贞子、当归、川芎、赤芍、三七、丹参、银杏叶、葛根、西洋参、红景天等，临床上可以根据具体证型加以选用。

另外，中医辨证治疗对心肌梗死介入治疗后心肌再灌注、心功能改善及预防再梗死等方面都具有较好的作用。

经皮冠状动脉介入治疗是西医治疗冠心病的重要方法之一，但常出现一些与介入手术相关的问题，如介入治疗后血管再狭窄、支架内血栓等。临床表现为心绞痛、胸闷、心悸、倦怠乏力、舌暗、脉涩等。其病机为经络受损，瘀血阻络。

对此，仍可按"胸痹""真心痛"等辨证治疗。具体证型有气虚血瘀、心脉瘀阻、痰阻心脉等，其中以气虚血瘀最为常见。常用治法有益气活血、化痰活血瘀通络等。益气活血法具有改善血管内皮等功能，可预防急性心肌梗死术后血流再灌注损伤。

生脉散、桃红四物汤、血府逐瘀汤等是常用的方剂。常用药物有人参、三七、红景天、黄芪、党参、瓜蒌、半夏、葛根、赤芍、地龙、川芎、红花、桃仁、益母草、牛膝、枳壳等。

循证调护

生活方式的改善有助于预防和延缓冠心病进展。心绞痛发作时，立即停止活动，就地休息。并舌下含服硝酸甘油类药物，以缓解症状。若心绞痛频繁发作，应及时去医院就诊。

另外，要戒烟戒酒，合理饮食，特别注意饮食不宜过饱；保持大便通畅，若出现便秘，勿用力排便，必要时可使用药物等促进排便，以免在用力大便时诱发心肌梗死。

平时坚持适量活动，并以散步、太极拳等运动为主。紧张、情绪波动都可导致心动过速，增加心肌耗氧量，可诱发心绞痛和心肌梗死。因此，平时需要尽量放松精神，避免紧张、激动、生气等过激情绪。

合并痛风

概述

痛风是嘌呤代谢紊乱或尿酸排泄障碍所导致的一组异质性疾病，其临床特点是高尿酸血症、痛风性急性关节炎反复发作，痛风石沉积，特征性慢性关节炎和关节畸形。常累及肾脏，引起间质性肾炎和肾尿酸性结石形成。

痛风可以分为原发性痛风和继发性痛风。原发性痛风与先天性酶缺陷有关。继发性痛风指由其他疾病或原因引起血尿酸升高而致的痛风，常发生于其他疾病过程中，如肾脏病、血液病，或由于服用某些药物，或肿瘤放、化疗等多种原因引起。

在此基础上，根据尿酸生成和代谢情况，又可进一步分为生成过多型和排泄减少型。尿酸生成过多型主要是核酸代谢增强所致，即各种原因引起嘌呤碱基合成过多或降解过快，嘌呤代谢产物过多，导致尿酸增多；排泄减少型主要是因为肾对尿酸的排泄减少所致。

痛风患者常伴高血压，高尿酸血症是高血压的一个危险因素，有高尿酸血症者易患高血压，两者互相影响。尿酸盐浓度与肾血流量及尿酸盐清除成反比。因此，高血压常伴高血压尿酸可能与高血压患者肾血流量减少有关。高血压患者如发生高尿酸血症，尿酸钠结晶直接沉积于小动脉壁而损害动脉内膜，引起动脉硬化，则会加重高血压。

高血压本身可引起肾功能减退，进而影响肾排泄尿酸的功能。其作用机制包括：①高血压可引起肾小动脉硬化。②高血压可引起大血管病变、微血管病变，使组织缺氧，血乳酸水平升高，影响血尿酸的排泄，导致血尿酸水平的升高。后者对尿酸排泄有抑制作用，使尿酸分泌减少，影响肾排泄尿酸，造成尿酸升高。③高血压患者长期使用某些利尿剂如噻嗪类、氨苯蝶啶等，亦影响肾小管对尿酸的排泄，使尿酸排出减少。

临床症状

按临床症状的特点，痛风一般分为无症状性高尿酸血症、急性痛风发作期、间歇期及慢性期。

1. 无症状性高尿酸血症

一般来说，高尿酸血症是痛风的前奏。这阶段患者可能仅有尿酸持续或波动性增高，从尿酸增高到症状出现时间可长达数年至数十年。本阶段除了检查发现尿酸升高之外，并没有其他特殊的症状，如果本阶段尿酸获得良好的控制，以后可无痛风发作。

但要注意，尿酸升高如果没有引起关节痛，不等于高尿酸血症不需要治疗，因为尿酸升高还会引起其他疾病。

2. 急性痛风发作期

痛风急性发作是痛风的典型特征，本阶段以关节疼痛为主要表现，发作时受累关节常表现为红、肿、热、痛。此外，痛风发作时，通常还伴随有全身表现，如发热、寒战、食欲不振、倦怠、中度发热及白细胞升高，红细胞沉降率增快等。

急性发作常常发生于夜间，受寒、感染、劳累、饮酒、药物或食物过敏、进食高蛋白及高嘌呤食物，创伤和手术等为常见诱因。

3. 痛风间歇期

痛风急性发作缓解后，一般无明显后遗症状，有时仅有发作部位皮肤色素加深，呈暗红色或紫红色、脱屑、发痒，关节无异常，故又称为无症状间歇期。

4. 痛风慢性期

慢性期痛风为病程迁延多年，持续高尿酸血症未获满意控制的后果，痛风石形成或关节症状持续不能缓解是此期的临床特点。

这个阶段如果尿酸仍然没有获得良好控制，则可能永久性损害受累的关节和肾脏等。如果适当治疗，大多数痛风患者可避免发展到本阶段。

诊断与鉴别

由于各种原因，体内尿酸产生过多或者排泄不及，体内尿酸潴留过多，就会引起体内的尿酸水平升高。

根据《原发性痛风诊治指南》及《无症状高尿酸血症合并心血管病治疗建议中国专家共识》，并参考欧洲共识：男性尿酸水平>416.5μmol/L，女性>357μmol/L时为高尿酸血症。

儿童的尿酸正常参考值为180~300μmol/L。

由高尿酸血症所导致的关节疼痛可诊断为痛风，也可称为高尿酸血症性关节炎。

临床上有些患者既有关节痛也有尿酸高，但不一定就是痛风。有时痛风或高尿酸血症本身可与其他骨关节病变合并存在，如有的患者既有痛风也有膝关节退行性病变等。这种情况，需要及时检查明确诊断。与痛风需要鉴别的临床疾病包括：假性痛风、类风湿关节炎、风湿性关节炎、骨退行性病变等。

治疗

1.西医治疗

对于痛风，正确治疗观念不只是在治疗关节痛，关节是否疼痛也不应该是判断痛风疗效的唯一指标。

更重要的是要长期将体内尿酸值控制在理想范围，才不会令过多的尿酸结晶沉淀，造成不可恢复的伤害。痛风患者又常常并发很多疾病，因此防治并发症也至关重要。

低嘌呤饮食是痛风治疗的基础，另外也要控制饮食的总量，适当控制蛋白、脂肪、糖类的摄入量。平时多饮水，一般建议每日饮水2000~3000ml。此外还要碱化尿液，将尿pH控制在6.5~6.9，但要避免尿液过分碱化，引起钙盐在肾脏沉积。

如果经过饮食控制痛风仍然不能获得控制的话，则需要药物治疗。

痛风药物治疗的关键有两个方面，一是及时控制痛风发作；二是降低尿酸水平，防止复发及避免尿酸一步损害组织器官，造成尿酸性肾损害、痛风石等。

表3-30　治疗痛风的常见药

常用药物		英文名	不良反应及禁忌证
秋水仙碱		colchicine	腹泻，肝、肾损害，白细胞减少，骨髓抑制
止痛类	吲哚美辛	indomethacin	肾损害、胃肠反应、溃疡出血。消化道溃疡者禁用
	萘普生	naproxen	
	舒林酸	Sulindac	
糖皮质激素	泼尼松	prednisone	胃溃疡、骨质疏松、糖尿病、免疫功能下降
	泼尼松龙	prednisolone	
抑制尿酸	别嘌醇	Allopurinol	肝、肾损害，过敏，骨髓抑制
	非布索坦	Febuxostat	
促尿酸排泄药	丙磺舒	probenecid	胃肠反应、过敏、骨髓抑制、溶血。G-6-PD缺乏及磺胺过敏者禁用。
	磺唑酮	sulfinpyrazone	
	苯溴马隆	benzbromarone	

2. 中医治疗

（1）中药治疗

痛风的病机主要是邪气痹阻经络，气血运行不畅，对于以关节疼痛为主的痛风，可按痹证分为行痹、痛痹、着痹和热痹治疗。

国医大师朱良春教授认为痛风以湿毒为主因，往往兼夹风痰、瘀血为患。治疗上常用土茯苓为主药，在用量上突破常规，每日用60~120g。参用虫蚁搜剔、化痰消瘀之品，常用处方：土茯苓60g，全当归、草薢、汉防己、桃仁、炙僵蚕各10g，玉米须20g，甘草5g。并认为土茯苓、萆薢、威灵仙三味为主药，三药合用，有非常显著的排尿酸作用。且用量宜大，少则乏效。

血中尿酸增高是引起痛风及其并发症的根本原因，因此降低血尿酸水平十分重要。尿酸1/3由胃肠道排出，2/3从肾排出。因此，可适当加用大黄等通便药促进尿酸从大便排出。

痛风性关节炎通常采用非甾体类消炎药治疗，祛风湿中药与其有异曲同工之效。痛风性关节炎急性发作大多表现为"热痹"，因此，原则上应该选用有清热作用的中药，如黄柏、防己、忍冬藤等。但如果在寒冷地区或因受寒而发作者，常表现为外寒内热，此时应用散寒通痹的中药，如羌活、独活、秦艽、香附之类。百合、山慈姑等有秋水仙碱样作用，能抑制白细胞趋化，从而减轻痛风性关节炎。

（2）针灸治疗

取穴：主要是受累关节局部取穴。患处于跖趾关节者，取阿是穴、八风、内庭、太冲；患处于踝关节者，取阿是穴、昆仑、丘墟、解溪、太溪；患处于掌指、指指关节者，取指间关节、阿是穴、四缝、八邪、三间；患处于腕关节者，取阿是穴、阳池、阳溪、合谷；患处于膝关节者：内膝眼、外膝眼、阳陵泉、梁丘、委中、膝阳关、足三里。

配穴：风热湿盛者，加大椎、身柱、曲池；痰瘀痹阻，加膈俞、血海、脾俞、内关、膀胱俞及丰隆等。

操作：大椎、身柱、曲池及诸背俞穴行中强刺激，不留针。再针病变关节处之俞穴，可行齐刺、扬刺、关刺、输刺等方法，以疏通关节的气血瘀滞，针后也可摇大针孔，或用粗针针之，使局部出血。以上治疗每日1次，15次为1个疗程。关节肿痛严重或呈梭状者，可在局部用三棱针点刺放血，配以拔罐，拔出瘀血，每隔2~3天复行1次，5次为1个疗程。

循证调护

健康的生活方式对痛风及高尿酸血症的防治具有较大的意义。

在饮食方面，首先要控制饮食的总量，避免因肥胖而增加内源性尿酸的产生，这比单纯控制高嘌呤食物更加重要。

其次要注意节制饮食和低嘌呤饮食，多吃蔬菜，适量吃水果，避免以肉类为主的饮食习惯。低嘌呤饮食是指进食含嘌呤食物的总量要低，如果进食的食物均为中嘌呤食物，但进食的量多了，也属于高嘌呤饮食。因此，控制高嘌呤饮食更重要的是进行总量控制，而不必过度介意每一种食物的嘌呤含量。此外，要多饮水，多排尿，促进尿酸从尿液排出。

痛风患者应及时戒烟戒酒，减轻精神压力，保持心理健康。坚持合理运动，控制体重，但在尿酸未获得良好控制之前，不宜过度运动，以免诱发痛风。

合并白内障

概述

白内障是晶状体混浊而导致视力下降甚至失明的视觉障碍性疾病。患者会出现视物模糊、怕光、复视等症状，部分严重者甚至会失明，给日常生活带来极大不便。

白内障好发于50岁以上，糖尿病、吸烟、酗酒、肥胖或营养不良等都与白内障都密切相关。

其他各种因素如遗传、老化、免疫与代谢异常、局部营养障碍、免疫与代谢异常、外伤、辐射等，都能引起晶状体代谢紊乱，导致晶状体蛋白质变性而发生白内障。

年龄增加、高度近视、强光刺激、过度日光照射、吸烟、酗酒、肥胖、营养不良、糖尿病病史、眼部外伤及炎症、长期使用激素等因素都增加了白内障的患病风险。

近年研究表明，高血压很可能是白内障发病的独立危险因素。持续的血压升高导致视网膜血管痉挛、狭窄甚至闭塞，影响了眼内血液循环；或是高血压易形成动脉硬化，在动脉硬化的基础上引起血液、房水屏障功能失调，这些病理变化均导致晶状体营养障碍，促使白内障的发生。但也有研究认为，白内障的致病因素不是高血压，而是降压药物，如噻嗪类和速尿类利尿药。

临床症状

单侧或双侧性发病，两眼发病可有先后，视力进行性减退，出现视物浑浊、模糊。还可能出现近视、散光、复视、眩光等，当晶状体严重浑浊时，视力可降至仅有光感，甚至完全失明。

诊断与鉴别

晶状体发生变性和混浊，变为不透明，以致影响视力。经过眼科检查，如常规视力和眼压检查，裂隙灯检查眼前节判断晶状体混浊的程度，则可做出白内障的诊断。眼底镜检查或眼底照相检查等可排除眼底病变，并鉴别其他眼病。

治疗

1.西医治疗

手术治疗是白内障的主要治疗方式，其技术成熟，多数患者术后视力改善良好。常用的手术方式有：白内障囊外摘除术、超声雾化白内障吸除术及植入人工晶体术，其中最常用的是人工晶体植入术，该手术方式成熟、并发症少、疗效好，成为白内障患者首选的手术方式。

如果症状轻微，不符合手术指征，或因病情严重不适合手术治疗者，则以药物治疗为主。常用药物包括：①辅助营养类药物，如维生素 C、维生素 E 等，用于改善晶状体的营养障碍。②抗氧化损伤药物，如谷胱甘肽滴眼液、可用于老年性白内障初期的及砒诺克辛滴眼液、苄达赖氨酸滴眼液等。

2. 中医治疗

中医眼科历史悠久，早在殷墟甲骨文当中，就有"疾目"的记载。隋唐时期，中医眼科有了长足的进步，对夜盲症与白内障都有了详细描述，且熏洗、滴眼、钩割等多种外治法与外科手术都开始广泛运用。白内障最早见于唐代王焘的《外台秘要》，该书记载白内障眼病初起时，患者"忽觉眼前时见飞蝇黑子，逐眼上下来去"，该病最初的术势——"金针拨障术"也源于此书。

中医认为，"肝开窍于目""肝气通于目，肝和则目能辨五色"，目得血而能视，眼病的发生与肝脏密切相关；晶珠属肾，肾藏精，而肝藏血，肝血需依赖肾精的滋养才能正常疏泄，肾精亦赖肝血才能化生。若肝肾不足，脏腑精血不能上荣于目，导致晶珠失养，则易生白内障。

白内障由年老体弱和精血亏虚以及肝肾功能不足等原因导致，其发生多由肝风、肝热、肝气上扰于目，目中活络闭塞，致使晶珠营养代谢障碍而混浊。

辨证用药多集中于补益肝肾、健脾益气、活血养血、滋补肝肾以及明目祛障。

消障退翳汤及补青颗粒对白内障有一定疗效，可供参考。消障退翳汤由桑椹、女贞子、熟地黄、怀山药、牡丹皮、枸杞子、茯苓、决明子、枣皮、五味子、菟丝子、蔓荆子、黄精、蝉蜕、三七粉、菊花等组成，具有滋补肝肾、退翳明目功效。补青颗粒由补青丸加减而成，补青丸出自《杨氏家藏方》。主要功效为养肝益精、滋荣目力。原方主要组成为菟丝子、熟地黄、车前子、枸杞子。补青颗粒组成为：菟丝子、熟地黄、枸杞子、车前子、地骨皮、茯苓、菊花。有研究采用补青颗粒治疗未成熟期老年性白内障，结果表明，补青颗粒对提高未成熟期年龄相关性白内障患者视力，延缓白内障的发展疗效较好。

循证调护

1. 保护视力

平时在户外活动时戴太阳镜以减少紫外线的照射，注意用眼卫生，并定期进行眼部检查。

2. 控制血压

人工晶状体植入术已作为白内障手术的首选方法。患者常因恐惧疾病预后、手术疼痛等原因产生焦虑、抑郁等不良情绪，引起血压升高，对于原有高血压者，此时血压水平更高，而高血压在眼科手术中会引起术中出血、眼压增高等一系列的手术意外，从而影响手术成功率。

因此，除采取药物控制血压外，保持良好而稳定的情绪，有利于稳定血压，成为手术成功的重要因素。

3. 白内障手术前后的注意事项

很多患有高血压的老年人都会出现白内障的情况，需要通过手术来进行治疗。高血压患者是可以做白内障手术的，但必须要注意以下几个方面：

①在做白内障手术前，血压应控制在正常范围内，且无明显的出血倾向，如合并糖尿病者，血糖也应该控制在正常范围。

②情志在老年高血压合并白内障患者疾病预后中具有十分重要的作用，白内障手术属于微创手术，对身体的伤害较小。另外，手术前对眼睛进行表面麻醉，在手术的过程中，尽量避免紧张，以免手术时血压波动影响手术进行。

③术后睡眠时平卧或向非手术眼侧卧，指导老年高血压合并白内障患者术后正常滴眼药水，嘱其尽量避免用力咳嗽、低头等动作。饮食方面适当增加蔬菜、水果的摄入，保持大便通畅。戒烟戒酒，避免擦眼，以减少术后感染、出血。

合并睡眠呼吸暂停综合征

概述

睡眠呼吸暂停综合征是临床常见的一种睡眠呼吸障碍性疾病，是指在睡眠期间由于上气道塌陷或阻塞而引起的呼吸暂停和通气不足，临床上以反复发作的夜间鼻鼾、呼吸浅慢、间歇性呼吸暂停、低氧血症和白天过度嗜睡为基本特征。

肥胖是睡眠呼吸暂停综合征的危险因素。患者能够通过增加清醒时上呼吸道肌肉的活动来维持呼吸道通畅，相反，当肌肉放松导致上呼吸道阻塞时，这种保护作用在睡眠中就消失了。肥胖能够促进气道内部和周围软组织结构的扩大，从而显著导致咽部气道狭窄，而且在下颌骨、舌头、软腭和悬钟垂下，除了对上呼吸道的直接影响外，肥胖还间接导致睡眠时上呼吸道变窄，腹部脂肪组织增加会使卧位时肺活量显著减少，肺容积减少，可能会降低纵向气管牵引力和咽壁张力，导致气道变窄。

睡眠呼吸暂停综合征是导致难治性高血压的一个重要原因。长期反复发作可导致心脑血管疾病，引起全身多功能的损害，严重影响患者生活质量和寿命。

临床症状

1. 打鼾

睡眠中打鼾是阻塞性睡眠呼吸暂停综合征的特征性表现。这种打鼾，音量大，鼾声不规则，时而间断。

2. 睡眠中发生呼吸暂停

症状较重的患者常常夜间出现憋气，甚至突然坐起。

3. 白天嗜睡

睡眠呼吸暂停综合征患者晨起特别倦怠，有时越睡越累。白天嗜睡、困倦。夜间由于呼吸暂停导致夜尿增多，个别患者出现遗尿。

4. 头痛

由于缺氧，患者出现晨起头痛，甚至整天昏昏沉沉。

5. 其他系统并发症

此外，各个系统还有很多伴随症状。包括注意力不集中、记忆力下降，或焦虑、脾气暴躁，可出现反酸、肝功能受损等，严重者可引起高血压、冠心病、糖尿病和脑血管疾病下降、勃起功能障碍等。

诊断与鉴别

睡眠呼吸暂停综合征的诊断要点是：每夜7小时睡眠过程中，呼吸暂停及低通气反复发作30次以上及呼吸暂停低通气指数≥5次/小时。根据患者的病史、症状、体征、影像学检查结果等综合评判后，临床通常可做出诊断。

睡眠呼吸监测是诊断的主要依据。包括便携式诊断仪检查、实验室标准多导睡眠监测等，其目的为评价夜间睡眠呼吸暂停和低氧血症的程度，为阻塞性睡眠呼吸暂停低通气综合征的诊断提供重要依据。

临床上该病通常需要与中枢性呼吸暂停和肥胖低通气综合征相鉴别。中枢型睡眠呼吸暂停是在睡眠中反复发生呼吸暂停，发生呼吸暂停时无呼吸运动；肥胖低通气综合征患者有明显的肥胖，但该病常合并阻塞性睡眠呼吸暂停低通气综合征。

治疗

1. 西医治疗

由于睡眠呼吸暂停综合征多见于肥胖者，因此减肥是治疗的基础。如有呼吸道炎症者则给予抗感染治疗。

非手术治疗可使用口腔矫治器，如睡眠时佩戴口腔矫治器可以抬高软腭，牵引舌主动或被动向前，并使下颌前移，达到扩大口咽部，是治疗单纯打鼾的主要手段，对轻度阻塞性睡眠呼吸暂停综合征有一定帮助，但对中、重度者无效。

对于中、重度睡眠呼吸暂停综合征可使用经鼻持续气道正压呼吸治疗。部分严重患者可考虑手术治疗，手术治疗的目的在于减轻和消除气道阻塞，防止气道软组织塌陷。

选择何种手术方法要根据气道阻塞部位、严重程度、是否有病态肥胖及全身情况来决定。常用的手术方法有扁桃体切除术、鼻中隔或鼻腔手术、腭咽或咽腔手术等。

2. 中医治疗

睡眠呼吸暂停综合征属于中医"鼾眠""痰证"等范畴，多见于痰湿体质者。其病机多为脾虚湿困，痰瘀阻窍。临床常见证型有痰瘀、痰湿内阻、阳虚湿阻等。

对于痰瘀内阻者，应治以化痰、活血化瘀。痰湿内阻所致者，治宜运脾化湿，利气祛痰，以六君子汤合三子养亲汤加减；中气不足，肺脾肾虚，运化不良所致者，治宜益气健脾，清火散寒，开喉利咽，以六君子汤合金匮肾气汤加减，可加用麦芽、山楂、神曲消痰导滞；对于阳虚患者，治宜温阳益气，可给予附子理中汤加减等。

循证护理

睡眠呼吸暂停综合征是心脑血管疾病、糖尿病等多种全身性疾病的危险因素，也是难治性高血压的重要因素。因此，一旦发现阻塞性睡眠呼吸暂停综合征症状应及时规范诊疗，方可有效控制病情，减少并发症和继发疾病。

睡眠呼吸暂停综合征患者白天经常出现严重嗜睡，如从事高空作业、驾驶等有关行业，会有安全风险，必须严格重视。

此外，平时须积极控制上气道炎症性疾病，经常清洁口腔，适当时可给予清热解毒中药口服。患者要适度运动锻炼，并配合合理膳食以避免肥胖。肥胖者应及早进行减重。部分患者发作与体位有关，建议侧卧以减少气道堵塞。

针对"痰湿体质"，平时可配合服用健脾化湿饮当茶饮。组成：茯苓、炒薏苡仁、荷叶、陈皮、山楂、肉桂。煎水当茶饮。也可按揉足三里、丰隆等穴位。

合并阳痿

概述

阳痿又称勃起功能障碍，是指过去3个月中，阴茎持续不能达到和维持足够的勃起以进行满意的性生活。阳痿是男性最常见的性功能障碍之一。

尽管阳痿不是一种危及生命的疾病，但与患者的生活质量、性伴侣关系、家庭稳定密切相关，也是许多疾病的早期信号。

一般认为，随着年龄增加，血清雄激素水平明显降低可能是导致阳痿的直接原因。另外，随着年龄的增加，阴茎白膜和海绵体的结构发生改变，可能导致阻止静脉血回流的能力下降；心脑血管疾病、高血压、糖尿病及动脉粥样硬化等患病率的增加，以及对这些疾病的治疗，都在不同程度上损害了阴茎的勃起功能，而且这种趋势也随着年龄增加而升高。

高血压患者的勃起障碍较其他人群起病早，患病率高。高血压和勃起功能障碍关系密切，且拥有许多共同的危险因素。动脉粥样硬化、内皮功能受损和抑郁障碍共存于两种疾病。

高血压导致外周血管结构性改变，引起海绵体血管壁增厚、管腔变窄和血管阻力增加，使进入组织的血液减少。而抗高血压药物，可能通过减少血容量，影响糖、脂肪代谢等不同作用，对勃起功能产生不利的影响。对勃起功能有影响的降压药主要包括β-受体阻滞剂、醛固酮受体拮抗剂及噻嗪类利尿剂。

临床症状

不能勃起，或举而不坚，或坚而不久，导致无法插入，或插入后即疲软，或未射精就疲软。

多伴有焦虑、自信心下降。又由于有些抗高血压药物会诱发勃起障碍，会直接影响到患者能否坚持药物治疗，并与患者的生活质量密切相关。

诊断和鉴别

阳痿的诊断比较容易，依据病史及典型症状，大多能及时获得诊断。临床需要与其他疾病（如外感疾病导致一过性阳痿）相鉴别，同时还要鉴别其他器质性疾病导致的阳痿。

治疗

1.西医治疗

改善生活方式、戒烟戒酒，适度运动、控制体重和规律生活，不仅能改善血管功能，而且对整体健康有益。

另外需要针对导致阳痿的基础疾病进行治疗，如积极治疗糖尿病、高脂血症、心血管疾病及抑郁症等。同时配合心理疏导及性生活指导，必要时可予药物治疗等，常用药物有伟哥（西地拉芬）等。

2.中医治疗

中医认为：肾气不足，房劳太过，饮食不调，损伤心脾，病及阳明冲脉，以致气血两虚，宗筋失养，而成阳痿。恐惧伤肾，大惊猝恐，惊则气乱，恐则伤肾，恐则气下，渐至阳道不振，举而不坚，导致阳痿。过食肥甘，伤脾碍胃，生湿蕴热，湿热下注，热则宗筋弛纵，阳事不兴，可导致阳痿。

阳痿的发生主要与心、肝、脾、肾四脏有关，与肾关系最密切，有肾精亏损、宗筋失养、气机郁滞、命门火衰及心肾不交等病机，导致脏腑功能失调和经络不通，临事阳痿不举。

临床常见的证型有命门火衰、心脾受损、恐惧伤肾、肝郁不舒、湿热下注等。其中常见的证型为命门火衰型，而复合型的更为多见。

◆ 命门火衰型

〔症状〕阳事不举，精薄清冷，阴囊阴茎冰凉冷缩，或局部冷湿，腰酸膝软，头晕耳鸣，畏寒肢冷，精神萎靡，面色㿠白。舌淡，苔薄白，脉沉细。

〔治法〕温肾壮阳，滋肾填精。

〔方药〕右归丸合赞育丹。

〔常用药物〕熟地黄、山药、枸杞子、菟丝子、杜仲、鹿角胶、山茱萸、当归、制附子、肉桂。

〔加减法〕如气滞血瘀，上方加川牛膝、川芎、枳壳、蜈蚣等；如肝阳上亢者，去附子、肉桂，加白蒺藜；气虚者加生黄芪；肾虚者加杜仲、淫羊藿。

具有促进性腺功能的中药大多为补肾、益精、助阳的中药，例如鹿茸、淫羊藿、仙茅、菟丝子、蛇床子、海马、海龙、蛤蚧、紫河车、巴戟天、肉苁蓉、蒺藜等，人参、刺五加、小茴香等亦有类似的促性腺功能。可在辨证的基础上适当选用。

循证调护

吸烟、饮酒是造成阳痿的独立危险因素，对于高血压合并阳痿者更要及时戒烟戒酒。

过度劳累或者身体虚弱的情况下也可出现阳痿的现象。因此患者应提高身体素质，避免过度劳累，保证充足睡眠，积极锻炼，增强体质。

膳食调理方面应适当多吃一些优质蛋白质，一些动物性的食品本身就含有一些性激素，能够促进性欲。

此外，还要保持心境平和，妥善处理夫妻关系，维持和谐的性生活。

合并骨质疏松症

概述

骨质疏松症是以骨量减少、骨组织微结构损坏为特征，以至骨的脆性增高及骨折危险性增加的一种全身性骨病。

骨质疏松症可能出现于任何年龄的，多发于老年女性患者，主要临床特征包括骨骼疼痛、容易骨折、身长缩短、驼背以及呼吸功能下降等。

因骨质疏松症引起的疼痛、无力、跌倒、骨折和失能，严重降低了中老年人的生活质量，也增加了感染、呼吸系统疾病及心脑血管疾病的风险。

骨质疏松症主要发病因素包括基因、种族、年龄、性别、女性绝经、体重指数、生活方式及一些疾病，特别是高血压、肥胖、糖尿病、甲状腺功能亢进以及消化系统疾病等。女性卵巢功能逐渐衰退，雌激素水平下降，引起骨代谢异常，进而容易导致骨质疏松。骨密度亦受吸烟和饮酒等其他因素的影响。

高血压、冠状动脉粥样硬化性心脏病与动脉粥样硬化等疾病和骨质疏松症发生的病理生理机制有一定相关，一些降压药（如利尿药）也可导致骨质疏松。高血压是骨质疏松症的独立危险因素之一。

临床症状

骨质疏松症是一种全身性疾病，轻者无明显症状。随着病情进展，患者感觉乏力，腰背容易疼痛，甚至全身骨痛。如不慎跌倒容易发生骨折。严重骨质疏松可导致驼背。以下是三大类的临床症状。

1.疼痛

患者可有腰背酸痛或周身酸痛，负荷增加时疼痛加重或活动受限，严重时翻身、起坐及行走有困难。

2.脊柱变形

骨质疏松症严重者可有身长缩短和驼背。椎体压缩性骨折会导致胸廓畸形，腹部受压，影响心肺功能等。

3.骨折

非外伤或轻微外伤发生的骨折为脆性骨折，是低能量或非暴力骨折，如跌倒或因其他日常活动而发生的骨折。发生脆性骨折的常见部位为胸柱、腰椎、髋部及桡骨远端、尺骨远端和肱骨近端。

诊断与鉴别

骨质疏松症的诊断一般以骨量减少、骨密度下降以及发生脆性骨折为依据，发生脆性骨折即可诊断为骨质疏松症。骨密度检查结果对于早期诊断比较重要。

临床须要鉴别原发性和继发性骨质疏松症。继发性骨质疏松的原因有很多，其中以糖皮质激素引起的骨质疏松及慢性肾脏疾病、甲状旁腺功能亢进症等相关的骨代谢疾病居多。

治疗

1. 西医治疗

骨质疏松症并非不治之症，通过合理的膳食、适当的锻炼、健康的生活方式及有针对性的药物治疗，可以达到缓解骨痛、增加骨量、降低骨折发生率的目的。

适当补充钙的摄入有助于减缓骨质丢失，维持骨骼健康。其措施包括适当提高食物钙含量及适当补充钙剂。但过量补钙可增加肾结石等发生概率。另外，维生素D可增加钙吸收，可适当补充。

合理的药物治疗，能够对骨质疏松症起到一定的预防与治疗作用。对于重度骨质疏松的患者，或已发生过椎体或髋部等部位脆性骨折者，应该给予药物治疗。

治疗骨质疏松症的药物主要有抑制破骨细胞的药物，如双磷酸盐类；抑制骨吸收的药物，如依降钙素；性激素补充剂及选择性雌激素受体调节剂等。

另外，还要根据不同类型的骨质疏松采用针对性的治疗方法。如绝经后骨质疏松症的主要原因是雌激素不足，所以绝经后骨质疏松症的首选方法为雌激素补充治疗，男性骨质疏松症药物治疗首选双磷酸盐，双磷酸盐类药物也是老年性骨质疏松症的一线药物。

2.中医治疗

高血压和骨质疏松症有共同的中医病理基础。其中肾虚是最常见的基本病机。

肾为先天之本，主骨、生髓，肾气的强弱主导了骨骼的强健。《素问·阴阳应象大论》："肾生骨髓。"髓藏于骨腔以充养骨骼，所谓"肾充则髓实"，肾气充盛，则骨骼坚实、活动有力。《素问·痿论》："肾气热则腰脊不举，骨枯而髓减，发为骨痿。"《灵枢·经脉》："足少阴气绝，则骨枯……骨不濡，则肉不能着也，骨肉不相亲，则肉软却……发无泽者骨先死。"即指肾气虚损导致骨枯。

骨痿不仅和肾密切相关，与脾的关系也非常密切。《素问·痿论》："阳明者，五脏六腑之海，主润宗筋，宗筋主束骨而利机关也。"脾虚失运，气血生化乏源，筋骨肌肉皆无以生，而致骨骼失养。也致骨痿。故《难经·十四难》云："五损损于骨，骨痿不能起于床。"

针对骨质疏松，中医常用的治法有如下几种。

①补肾益精：补肾针对的是肾虚的病机，肾虚分为肾阴虚、肾阳虚、肾气虚、肾精虚，其中补肾益精为主要治法。补肾益精多以左归丸、右归丸为主方，配合阿胶、龟甲胶、鳖甲胶等血肉有情之品，根据阴阳偏盛偏衰调整方药。常用药物有黄芪、党参、骨碎补、淫羊藿、巴戟天、杜仲等。

②益气健脾：对于脾胃虚弱，宜健脾益气、培补后天，常以补中益气汤、参苓白术散为基础方。

③补肾活血：骨质疏松症的主要临床表现为骨痛，疼痛可贯穿于骨质疏松症的整个病程，后期则出现骨折、龟背畸形等。中医认为"不通则痛"，疼痛的发生多因气血郁滞、筋脉痹阻、经气不利所致。因此，在补肾的基础上配以活血化瘀之品，如当归、丹参、乳香、没药、红景天、三七、丹参、牛膝等。

循证调护

1.心理调护

很多患者心理承受能力较差，因此容易出现恐惧、抑郁等不良情绪。因此，要根据患者的实际情况采用因人而异的健康宣教方式，使患者可以从病理学以及生理学的角度对自身疾病有深入的认识和了解，树立战胜疾病的信心，以缓解患者不良情绪，提高其护理依从性。

2.饮食调护

《素问·生气通天论》："是故谨和五味，骨正筋柔，气血以流，如是则骨气以精。"由此可见，调和五味，脾气充盛，筋骨才能柔和灵便，肌肉才能丰满，骨骼才能强健。如针对肾阴虚型和脾气虚型，分别选用滋补肾阴、益肝健脾、温补肾阳的药食，如黄豆猪骨有滋阴补血、益肾强筋的效果，多食用核桃仁、花生、松子仁等坚果类食物也有滋养肾精的作用。

高血压患者常常被告诫要节制饮食，但要注意合理均衡的原则。适当补充机体所需的营养，对于骨质疏松的预防也有一定的积极意义，这些营养包括钙、维生素、蛋白质等。

另外，禁烟戒酒，减少盐的摄入量，避免饮用过量的咖啡、茶等刺激性饮料，以免过多的钙质流失。

3.生活调护

指导患者在生病期间需要卧硬板床休息，采用仰卧姿势时需要轻微地弯曲双膝，并在膝关节下垫一个软枕，做好祛湿、保暖、防寒等防护措施，坚持进行局部热敷治疗，每天晚上使用热水泡脚。

4.运动调护

中医认为不通则痛，气滞不行，血经不通是慢性病发作的主要过程，因此要指导患者加强功能锻炼，促进活血行气，避免其关节肌肉发生萎缩。

5.预防跌倒

长者，尤其是八十岁以上者，约有半数每年至少会跌倒一次，跌倒的原因包括室内滑倒、锻炼跌倒、爬高摔倒等。如患有骨质疏松，骨折的后果可能十分严重，甚则危及生命，故预防跌倒有重要意义。

合并焦虑与抑郁

概述

焦虑是指在缺乏相应客观刺激的情况下出现的内心不安状态，表现为顾虑重重、紧张恐惧、失眠、头痛和出汗等，累及多系统的自主神经功能失调。抑郁是指以心境低落、思维迟缓及意志活动减退为主的精神状态，患者常伴有食欲下降、身体不适等各种躯体症状和生理功能障碍，严重的抑郁患者常会自我责备并产生自伤或自杀的想法。

焦虑、抑郁会使交感神经的兴奋性增加，交感神经兴奋性增加会促进儿茶酚胺类激素的释放，引起小动脉痉挛收缩、心率增快和血压升高。同时，血压升高可作为代偿机制，通过刺激压力感受器使焦虑、抑郁情绪得到缓解。

焦虑能启动交感神经系统，使血管收缩，心排血量增大，血压升高。每次血压下降与波动，都会影响患者的心理状态，在躯体不适同时加重了心理负担，加重焦虑情绪。

流行病学调查显示，焦虑症患者高血压的患病率明显升高，此外，高血压患者的焦虑风险高于无高血压的患者。

严重的焦虑、抑郁状态也是难治性高血压的一个重要原因。高血压合并焦虑、抑郁的患者具有治疗依从性差、生活质量下降和经济负担增大等特点，二者互为因果，并以恶性循环的方式影响预后，造成躯体和心理的严重损伤。同时进一步增加了心血管疾病患者的死亡风险。

现在研究已经明确，持续、过强的应激会导致神经内分泌、免疫功能及心理行为等方面的变化，从而诱发许多慢性疾病。长期的应激状态是高血压发病的重要原因之一。现在也有学者将由于各种应激因素所引起的高血压称为应激性高血压。

临床症状

1. 焦虑

过度担心的心理体验和感受是焦虑障碍患者的核心症状，其典型症状如下。

（1）心理症状群：患者持续性或发作性出现莫名的焦虑、恐惧、紧张和不安，整天心烦意乱，时时感到即将来临的危险、恐慌或厄运感，内心处于高度警觉的状态。不同的疾病类型其症状又有所不同，例如：广泛性焦虑障碍主要表现为对可能发生的、难以预料的某种危险或不幸事件的持续、过度担心；社交焦虑障碍主要表现为处于被关注并可能被评论的情境下，产生的不恰当的焦虑；惊恐障碍主要表现为日常活动时突然发作的、不可抗拒的害怕、恐惧、忧虑和一种厄运将至、濒临死亡的感觉。

（2）躯体症状群：反应性的交感神经兴奋引起的躯体症状，涉及呼吸系统、神经系统、泌尿生殖系统、心血管系统等。

（3）行为症状群：如坐立不安、面部表情不自然、四肢震颤，肌肉紧张抽动、运动僵硬、气促、窒息感、哽噎感，心悸、胸闷不适或疼痛、出汗、胃部不适等。

2. 抑郁

抑郁发作的表现可分为核心症状群、心理症状群和躯体症状群三方面。

（1）核心症状群：主要包括显著而持久的情绪低落，悲观负面。轻者常闷闷不乐、无愉快感、兴趣减退；重者痛不欲生、悲观绝望、度日如年、生不如死。此外，还包括兴趣减退或对以前的爱好失去热情，不能从日常生活中获得乐趣。

（2）心理症状群：包括焦虑、思维迟缓、反应迟钝、思路闭塞、主动言语减少、语速明显减慢、声音低沉、对答困难。①认知症状：表现为对新近发生的事情的记忆力下降，严重者还会产生"三无症状"，即感到无用、无助、无望。②自责自罪：如对自己一些轻微的过失产生深深的内疚或罪恶感等。③意志活动减退：表现行为缓慢，生活被动、疏懒，不想做事，不愿和周围人接触交往，常独坐一旁，或整日卧床，闭门独居、疏远亲友、回避社交。④认知功能损害：主要表现为近事记忆力下降、注意力障碍、反应时间延长、警觉性增高、抽象思维能力差、学习困难、说话不流畅等。

（3）躯体症状群：主要有睡眠障碍、乏力、食欲减退、体重下降、便秘、身体任何部位的疼痛、性欲减退、阳痿、闭经等。躯体不适可涉及各脏器，如恶心、呕吐、心慌、胸闷、出汗等。自主神经功能失调的症状也较常见。病前躯体疾病的主诉通常加重。睡眠障碍主要表现为早醒，一般比平时早醒2~3小时，醒后不能再入睡，这对抑郁发作具有特征性意义，是典型的忧郁症表现。

诊断与鉴别

1. 焦虑症

焦虑症诊断主要依据心理测查确定，一般通过心理量表，如汉密顿焦虑量表（HAMA）、状态焦虑与特质焦虑问卷（STAI）或生活事件表（LES）等分析结果进行判断。

需要注意的是，心理症状出现持续时间需不少于6个月，同时要排除躯体疾病和其他精神疾病的继发性焦虑。

2. 抑郁症

抑郁症的诊断主要依靠对患者的全面评估，再根据其临床表现、病程及症状的严重程度进行诊断。常用的抑郁症的评估量表有患者自我使用的快速抑郁症症状自评问卷（QIDS-SR），医生使用的汉密尔顿抑郁量表（HAMD）和蒙哥马利抑郁量表（MADRS）等。根据这些量表可对患者做出初步诊断。另外，需与继发性心境障碍、精神分裂等疾病进行鉴别。

治疗

1. 西医治疗

焦虑症和抑郁症的治疗往往采取综合方法，药物治疗可以尽早控制症状、缓解病情，心理治疗提供心理支持和认知行为训练方式，对于改善患者预后和防止病情恶化具有重要意义。

焦虑症常用的药物有丁螺环酮等；抑郁症目前临床上推荐的抗抑郁药物有氟西汀、拉法辛、米氮平、安非他酮等。

精神科药物副作用明显，需在专业指导下，严格遵照医嘱服用。虽然精神科药物种类繁多，使用方便，但由于有性功能障碍、过量毒性大、依赖性、呼吸抑制等不良反应，患者常难以坚持。

2. 中医治疗

焦虑和抑郁在中医都属于"郁证"的范畴，其病机多与多与肝、脾、肾等脏器相关，由于肝郁化火，而肝肾亏虚，辨证论治主要是进行阴阳调理。

①肝气郁结证：躁动不安，脘腹胀满不舒，咽中异物感，纳差，舌淡红，苔薄白，脉弦细。治宜疏肝解郁，理气畅中，方用柴胡疏肝散加减。

②心胆气虚证：神情疲倦，恶闻响声，自汗乏力，不思饮食。治宜益气镇惊，宁心安神，方用安神定志丸加减。

③痰热内扰证：性情急躁，口苦痰多，少寐多梦，胸胁痞闷不舒，大便干，小便赤，舌质红，苔黄腻，脉弦滑数。治宜清热利痰，方用黄连温胆汤加减。

④心脾两虚证：头晕，健忘，四肢无力，脸色苍白，舌淡，脉沉细弱。治宜补益心脾，益气生血，方用归脾汤加减。

⑤心肾不交证：心烦，少寐多梦，梦遗，腰酸无力，潮热盗汗，耳鸣健忘，或心悸，或咽干，或夜间尿多，舌质红，苔少或无苔，脉细数。治宜交通心肾，方用交泰丸加减。

《高血压伴发焦虑专家共识》将高血压伴发焦虑分为肝火亢盛、阴虚阳亢、痰湿壅盛、肝郁脾虚4种证型。

高血压、焦虑共病患者临床上应降压与抗焦虑并重治疗。由于焦虑是诱发高血压的独立高危因素，因此，临床对此类患者选择中药组方，在使用治疗高血压药物同时，还要配合抗焦虑药物，笔者自拟柴胡疏肝解郁汤治疗，药物取柴胡、白芍、当归各10g，合欢皮、酸枣仁各20g，丹参15g、首乌藤、茯神各15g，牡丹皮、钩藤各10g。并随症加减。

针灸治疗

针刺关元穴，能对焦虑、抑郁起到有效的调节作用，起到抗焦虑的效果。与脑有关的督脉的穴位、头部的穴位等，如百会、四神聪、印堂、内关、合谷、三阴交、太冲等均是针灸治疗焦虑的主要穴位。另外，也有以心俞穴、厥阴俞、百会、神庭、神门为主穴，随症进行配穴。

循证调护

重视危险因素，如有心理障碍，不要讳疾忌医，宜坦诚地与主诊医师交流，及早预防心理疾病的发生或加重。

1.深度呼吸

生活中感觉到压力时，可通过深呼吸的方法来进行缓解。研究发现，深呼吸过程中，胸腔会极大限度地打开，这个时候所吸入的氧气是平时的多倍，如果再配合伸懒腰的动作，全身的骨骼肌肉组织得到放松，精神也会随之放松。

2.适当运动

根据体能状态，适当增强锻炼运动，如八段锦、太极拳、散步、慢跑等。适当运动有助于增强心脏功能，同时还是宣泄压力的好方法。

3.良好睡眠

长期睡眠差常会导致情绪不佳，失眠或睡眠不足会对心脑血管造成很多不良影响，其中首先影响到血压。很多长期高血压患者出现血压波动、难以控制等情况，其中一个重要原因是睡眠不理想。因此，预防精神压力型高血压，要有良好的睡眠。

合并失眠

概述

失眠是指入睡困难，睡而易醒，醒后难以再睡，因此导致记忆力、注意力下降等。高血压病合并睡眠障碍在临床上颇为常见，严重影响患者的生活质量，睡眠障碍本身也可以引起或加重血压升高。

失眠按病因可划分为原发性和继发性两类。原发性失眠通常缺少明确病因，或在排除可能引起失眠的病因后仍遗留失眠症状。继发性失眠包括由于躯体疾病、精神障碍、药物滥用等引起的失眠，以及与睡眠呼吸紊乱、睡眠运动障碍等相关的失眠。

睡眠不足会启动肾素血管紧张素系统，引起血压升高。失眠可导致交感神经活跃、升压激素水平升高、血管内皮损伤、胰岛素抵抗，从而诱发或加重高血压、冠心病，最终使心血管疾病的患病率和死亡风险升高。

睡眠太少可导致高血压，失眠的高血压患者相较于非失眠患者在夜间的收缩压以及舒张压都要更高，失眠高血压患者的血压节律也会发生非常明显的改变。糖尿病、肥胖症患者，一旦出现睡眠过少的问题，发生高血压的情况为明显，各种危险因素也会不断增加。

临床症状

失眠的临床表现主要是睡眠过程的障碍，如入睡困难、睡眠质量下降和睡眠时间减少。此外，还会出现各种伴随症状，如，记忆功能下降、注意力下降、困倦、工作能力下降，在停止工作时容易出现日间嗜睡现象。心血管系统表现为胸闷、心悸、血压不稳定，周围血管收缩扩展障碍；情绪控制能力减低，容易生气或者不开心。有的患者则容易出现短期内体重减低，免疫功能减低和内分泌功能紊乱等。

诊断与鉴别

《中国成人失眠诊断与治疗指南》制订了中国成年人失眠的诊断标准：

①失眠表现入睡困难，入睡时间超过30分钟。

②睡眠质量下降，睡眠维持障碍，整夜觉醒次数≥2次、早醒。

③总睡眠时间减少，通常少于6小时。

表3-31　睡眠障碍常见的类型

类型	特点
失眠	难入眠，易醒，醒后难再眠或睡眠质量差
嗜睡	睡眠时间长，仍感觉睡眠不足，精力不够，醒时困倦
睡眠周期失调	常见于长途旅行倒时差者或夜班职业者
睡眠过程异常	睡眠中出现异常行为，如梦魇、梦游、磨牙、遗尿及睡眠相关性阴茎勃起障碍

治疗

1. 西医治疗

失眠治疗的总体目标是改善睡眠质量和增加有效睡眠时间，在此基础上减少或消除与失眠相关的躯体疾病或与躯体疾病相关的风险。

失眠的治疗通常是综合的治疗措施，除了药物治疗外，还重视心理行为治疗等。

治疗失眠的常用药物包括苯二氮卓类受体激动剂、褪黑素受体激动剂和具有催眠效果的抗抑郁药物等。由于有些药物有依赖性，所以一般不主张长期服用。

2. 中医治疗

睡眠障碍属于中医学"不寐"范畴。《景岳全书》曰："不寐者，总属真阴精血不足，阴阳不交，而神有不安其室耳。"病机属于阳盛阴衰，阴阳失交。

治疗当以补虚泻实，调整脏腑阴阳为原则。实证泻其有余，如疏肝泻火，清化痰热，消导和中；虚证补其不足，如益气养血，健脾补肝益肾。在泻实补虚的基础上安神定志，如养血安神、镇惊安神、清心安神。

临床上通常在治疗高血压的处方中，适当加入酸枣仁、首乌藤、合欢皮、五味子等养心安神，或龙骨、牡蛎等重镇安神药物。笔者常用自拟龙骨安神汤加减治疗属阴血不足、心火偏亢型的高血压与失眠共患疾病，获较好疗效。龙骨安神汤组成为龙骨、黄连、生地、当归、炙甘草。

循证调护

1. 改善睡眠卫生习惯

睡前2小时避免饮用刺激性饮料，如咖啡、茶、酒类等。平时应有规律的运动，但睡前应避免运动，尤其是较为剧烈的运动。晚餐避免过饱，也避免进食过少，以免临睡时因饥饿而难入眠。

2. 睡前足浴

睡前可行中药足浴。足浴方：艾叶15g、川芎15g、当归20g，煎煮取汁约200ml，兑入2500ml左右热水，水量以没过脚部为度，使水温维持在38~40℃，行足浴15~20分钟，同时用手揉搓按摩脚趾、脚心2~3分钟。沐足应该在睡前1小时完成。

3. 循证睡眠调理

循证睡眠调理是一组旨在改善睡眠环境与睡意的行为措施，使患者易于入睡，重建睡眠觉醒生物节律。经过临床实践观察，效果不错，可供参考。

（1）响闹起床

必须设定早上起床时间的响闹设备，如手机设定闹钟，闹钟响则起床，不管前晚睡眠时间有多长，都得起床，闹钟不响则不起床。

卧室内尽量不摆放钟表设备，以免晚上未能入睡时频频看钟表，增加不眠的焦虑。

（2）适时睡觉

在自行规定的时间或在有睡意的时候上床准备睡觉。

（3）床上看书

可看一本内容不刺激的书，直到睡意蒙眬，顺手熄灯，进入梦乡。在床上看书对眼睛不利，不建议长期看书，可以音乐代替。

（4）床头台灯

床头应有一个台灯，以便有睡意时可随手熄灯，避免起床熄灯，可能又导致睡意全消。

（5）白天勿睡

很多失眠者都会选择白天小休以补充精神，但这样会使当日晚上更加难以入睡。因此一般建议打破这种恶性循环，应尽量避免白天小休。

合并颈椎病

概述

颈椎病是一种以椎间盘退行性病理改变为基础的临床综合征。因颈椎长期劳损、骨质增生或椎间盘突出、椎动脉受压、交感神经受到刺激，从而出现一系列功能障碍。

颈椎病的常见病因有颈椎的退行性变、发育性颈椎椎管狭窄及颈椎慢性劳损等。

表3-32　导致颈椎慢性劳损的常见原因与特点

原因	特点
不良的睡眠体位	不良的睡眠体位持续时间较长，大脑处于休息状态下不能及时调整，则必然造成椎旁肌肉、韧带及关节的平衡失调
不当的工作姿势	某些工作量虽不大，强度不高，但常处于坐位，尤其是长时间低头工作者的颈椎病发病率特高

原因	特点
不适当的体育锻炼	超过颈部耐量的活动或运动，如以头颈部为负重支撑点的倒立或翻筋斗等，均可加重颈椎的负荷
意外损伤	突然撞击，如乘车时未系好安全带，急刹车时易致颈部肌肉扭伤；颈部长期受寒等

颈椎病和高血压具有一定的相关性。颈椎病性高血压是指由颈部肌肉群、颈椎生理曲度变化、颈椎骨关节发生病理性变化、颈椎劳损、退行性变或外伤等刺激或压迫颈部血管和神经，导致血压升高。

颈椎病性高血压又称"颈型高血压""颈性高血压""颈源性高血压"等。由于颈椎病和高血压病皆为中老年人的常见病，故两者常常并存。

颈源性高血压是继发性高血压的一种，是颈椎病导致的高血压，临床治疗服降压药物效果不佳，常以推拿手法治疗，效果显著。

高血压和颈椎病之间可互相影响，颈椎病可以引起或加重高血压，高血压可加重颈椎病。

颈部肌群劳损导致颈椎生理曲度改变，致使颈上节的节后纤维中的颈内动脉交感神经兴奋，使血管口径相对变小，血压增高。

血压高可引起全身细小动脉硬化，高血压通常伴有血黏度增加及周围血管痉挛，使颈椎及周围结构血供受到影响，促使或加重颈椎退行性变。

表3-33　易患颈椎病的人群

易患颈椎病者	特点
长期以坐位为工作方式者	办公室白领、计算机从业人员、会计、教师等长期伏案工作者，及长时间低头玩手机者，易引致骨质增生
年长者	40~50岁的中老年人，积劳成疾，加上平时运动少，造成骨质自然生理老化，肌肉劳损

临床症状

根据受累的组织器官不同，颈椎病常分为以下几种类型，不同类型的颈椎病症状不同。

①颈型：颈部酸痛、颈肩部疼痛等。②神经根型：除颈项部疼痛外，可见上肢麻，手麻、痛等现象。③脊髓型：四肢手脚欠灵活、步态不稳或胸腹部束带感，易摔倒，严重者可造成瘫痪。④椎动脉型：可见头昏脑涨、眩晕、耳鸣等。⑤交感型：可出现心脑血管现象如心慌、胸闷等症状。

颈源性高血压具有颈椎病的症状特点，也有高血压的症状特点。如颈椎病常见的临床表现有颈心综合征、胸部疼痛等。

表3-34　颈源性高血压的症状特点

常见症状	特点
颈心综合征	表现为心前区疼痛、胸闷心悸，易被误诊为冠状动脉粥样硬化性心脏病
胸部疼痛	检查时有胸大肌压痛
下肢感觉异常	早期表现为下肢麻木、疼痛、跛行，有的患者走路时有如同踏棉花
猝倒	常在站立或走路时因突然扭头出现身体失去支持力而猝倒，倒地后能很快清醒，不伴有意识障碍，亦无后遗症
血压波动	血压不稳，上下波动，舒张压高，血压变化与颈椎病症发作同步：患者颈肩背困痛及头痛头晕症状重时血压升高，症状缓解则血压下降
明显的颈椎病症状	颈肩背部疼、上肢麻木、头晕头痛、恶心呕吐等。有后颈部酸胀隐痛、头部沉重感、肥胖及高血压较难控制者，均应考虑有颈椎病的可能
降压药效果不佳	常规降压药物治疗效果不佳，颈椎牵引等治疗疗效较佳

诊断与鉴别

根据颈椎病的临床特点一般可诊断。必要时则进行颈椎X线检查或CT、MRI检查。临床需要鉴别的是高血压合并颈椎病，还是颈椎病导致了高血压。

治疗

1. 西医治疗

对于颈椎病，应注意锻炼肩颈肌肉。游泳是比较好的锻炼颈肩腰背部肌肉的运动方式。此外，平时还可适当做头颈部及双上肢的前屈、后伸及旋转活动，尤其是在较长时间低头、伏案工作后。活动关节既可缓解疲劳，又能锻炼肌肉力量，有利于维持颈椎的稳定性，保护颈椎间盘和小关节。

急性发作时，对于肩颈臂疼痛的患者，主要是针对神经根受到刺激引起的损伤性炎症，可选用非甾体类抗药等缓解症状。常用药物有布洛芬以及高选择性COX-2抑制剂类药物，如塞来昔布、依托考昔等，常伴有恶心、呕吐、饱胀、胃疼等不良反应。

当患者出现以下症状时，可采取手术治疗：①保守治疗3个月无效或者尽管有效，但是停止治疗后症状反复发作，影响正常生活和工作。②神经根性疼痛剧烈，保守治疗无效。③上肢某些肌肉出现肌无力甚至肌萎缩，经保守治疗2~4周后仍有发展趋势。此外，由于脊髓型颈椎病随着疾病发展，症状将逐渐加重，甚至可以致残，故确诊后应及时手术治疗。脊髓损伤较重且病程时间长者，手术疗效差。

2. 中医治疗

颈椎病是临床上常见的一种颈部疾病，牵涉中医内科、骨科、针灸等科室。因此治疗颈椎病，尤其是高血压患者合并的颈椎病，需要采取综合措施治疗。

（1）药物治疗

颈椎病属于中医"痹证""项强""项痹""项痛""眩晕"等范畴。颈椎病的发病与肝肾不足、感受风寒湿邪等有关，属本虚标实之证，以阳气亏虚为本，外感风寒湿邪为标。

治疗应遵循治病求本，标本同治等治则，采用补气益血、舒筋通络、通络化瘀、温阳散寒等治法。

颈椎病分型论治：气滞血瘀型，方用桃红四物汤加减；气血亏虚型，方用归脾汤加减；寒湿阻络型，方用羌活胜湿汤加减；风寒阻络型，方用桂枝加葛根汤加减。

治疗椎动脉型颈椎病，多采用温阳益气通络法，方用附子理中汤合葛根汤加减。常用药有炮附子或制附子、干姜、肉桂、炒白术、茯苓、麻黄、桂枝、白芍、甘草、大枣、葛根等，可供参考。

在口服药物的同时，可采取药物敷贴疗法。常用贴敷方：肉桂、制附片、干姜、白芥子、葛根、羌活、吴茱萸等，用生姜汁与黄酒调敷制成药膏，贴于大椎、肩井、颈夹脊穴处，可有效减轻颈部疼痛，恢复颈关节功能。一般每日1次，每次1~4小时，1~2周为1个疗程。

（2）正骨疗法

调整颈椎骨关节手法为主，不同的颈椎位置、不同的小关节紊乱，采用不同的整复手法。

（3）针灸疗法

针刺疗法或针刺加灸可缓解血管痉挛，改善血液循环，改善脑组织的缺血缺氧状态。

对于颈源性高血压患者行针刺结合艾灸治疗。针刺取穴：颈椎夹脊、风池、百会、大椎。在留针期间，取艾条点燃一端，在风池穴位及百会穴处行温和灸。

艾灸具有温经散寒、行气通络、扶阳等作用。通过灸火的热力作用于督脉及颈部周围可达到温督扶阳的效果。艾灸百会穴提升阳气，可提高治疗效果。

（4）物理疗法

在颈椎病的治疗中，理疗可起到多种作用。一般认为，急性期可行离子透入、超声波或间动电流等治疗；疼痛减轻后用超声波、离子透入、感应电或其他热性疗法。

（5）按摩推拿

按摩推拿是颈椎病较为有效的治疗措施，其治疗作用是缓解颈肩肌群的紧张及痉挛，恢复颈椎活动，松解神经根及软组织粘连来缓解症状。脊髓型颈椎病一般禁止大力按摩和复位，否则极易加重症状，甚至可导致截瘫，即使早期症状不明显，一般也推荐手术治疗。

循证调护

对于血压升高同时又有颈椎不适，头晕反复，尤其是转头后头晕更为明显者，要留意合并颈椎病的可能，必须进行进一步检查分析。

颈椎病急性期，患者颈部疼痛、上肢疼痛和麻木症状较为严重时，应注意休息，避免增加刺激颈部的运动。

避免长时间低头、使用手机、计算机。伏案工作时应该注意保持脊柱正直，注意间隔休息，避免颈椎长时间维持在屈颈姿势，尤其要避免在屈颈状态下直接吹风。

积极纠正生活中的不良姿势，比如在进行看电视、打牌、下棋等活动时，注意坐姿，不要时间过长，期间最好多活动几次，以免加重颈椎病。不要长期躺在床上看书或看电视，以免颈椎长期处于扭曲状态，而改变颈椎生理曲度。

平时要注意颈部保暖，冬天外出时应戴上围巾，防止颈部受寒，夏天不要在电风扇或空调下直吹。此外，枕头高度要适宜，睡卧姿势要正确，睡眠忌俯卧位。要尽量保持仰卧，把枕头放在颈项部位，避免半躺半靠在床头。另外，在做颈部运动时，需要有专业医生指导，避免误伤。

颈椎病致高血压

患者，女，48岁。因头晕、头痛、颈部僵硬3年，血压升高就诊，诊断为高血压。虽长期服用降压药物，但降压效果不佳。有时即使血压降到正常，仍有明显的头晕、头痛等症状。平时多在办公室用计算机工作。因近日睡觉受凉后颈部僵硬加重，血压居高难降来诊。血压：162/96mmHg，心率：82次/分。颈背部酸痛。纳可，大便软。舌淡暗，苔薄黄，脉沉细。

〔诊断〕眩晕。

〔辨证〕中阳不足，风寒阻络。

〔治法〕补益中阳，疏风散寒，活血通络。

〔方药〕附子理中汤合葛根汤加减。组成：附子、干姜、肉桂、白术、茯苓、麻黄、桂枝、白芍、甘草、大枣、葛根、续断。

〔调护〕热敷颈部及颈椎运动，锻炼肩颈肌肉。方法：挺胸，双手五指交叉，向后翻转，手背抵住枕后部。双手尽量拉直，并与后颈做对抗，头部向左右、上下低幅度运动，并始终保持双手拉直、挺胸状态。该运动可以明显增强颈后部肌肉力量，纠正颈椎不稳定，安全有效，次数不限。此外，建议行颈椎检查，骨科颈椎牵引等物理治疗。

〔复诊〕1周后患者复诊，感觉头晕症状明显减轻。颈椎CT检查显示：$C_{3\sim4}$及$C_{4\sim5}$椎间盘突出。因服药后症状减轻，血压下降，且无头痛，因此未于骨科就诊。

治疗后颈肩部疼痛减轻，血压逐渐下降并稳定，头晕、头痛症状改善，随后降压药逐渐减量，而血压逐渐恢复正常，最后停用降压药，继续中医治疗，每周服药2~3剂，血压正常且稳定。

〔评述〕由于颈椎病临床表现复杂多样，有顽固性头痛、头晕、倦怠、手麻等，不具特异性，如不做深入细致检查分析，极易遗漏。如对此特点了解不够，不详问病史及全面查体，便难以正确诊断。因此，临床应重视颈椎病的诊治，尤其是对中老年高血压患者及血压控制不佳者，应及时进行颈椎X光片检查，以防误诊、漏诊。

合并便秘

概述

便秘表现为排便次数减少、粪便干硬或排便困难。排便次数减少指每周排便少于3次。排便困难包括排便费力、排出困难、排便不尽感、排便费时以及需手法辅助排便。慢性便秘的病程至少为6个月。

便秘是由于粪便长时间滞留于肠腔中，导致水分被过度吸收，粪便变得干涩僵硬，导致排便困难，排便时间延长，甚至多天不排便。亦有大便并不干结，但肠道乏力者，同样也会发生便秘。

导致便秘的原因很多，如长者便秘的患病率较青壮年明显增高，主要是由于随着年龄增加，老年人的食量和体力活动明显减少，胃肠道分泌消化液减少，肠管的张力和蠕动减弱等均可导致便秘。

不良生活习惯，如饮食过于精细少渣，或进食少，食物热量低，胃肠通过时间减慢，亦可引起便秘；或生活紧张，没有规律的排便习惯；或由于某些疾病和肥胖因素，致使活动减少，特别是因病卧床或坐轮椅的患者，因缺少运动性刺激以推动粪便的运动，往往易患便秘。

高血压患合并便秘情况颇为多见，其原因很多。如高血压患者由于代谢原因，常有便秘；吸烟、饮食不合理、卧床多、运动少等都会引致便秘；另外降压药，如钙通道阻滞剂、利尿剂等均可导致便秘。

临床症状

便秘，尤其是严重便秘通常会对机体产生不良影响，如腹胀、腹痛、疝气、肛裂、痔疮、焦虑、失眠等。

对于高血压患者，便秘可加重高血压的症状，如头晕、头痛。经常便秘者更可诱发心绞痛、心肌梗死、心律失常、脑卒中等心脑血管事故，尤其是老年高血压患者排便时，如用力过猛会导致血压急剧上升，可诱发高血压危象，出现脑溢血等，严重时有生命危险。有研究表明，排便频次减少与心血管疾病死亡风险相关。

诊断与鉴别

习惯性便秘临床上根据排便次数及排便难度一般均容易诊断。

在鉴别方面，必须详细了解大便是否带血，是否伴有腹痛、腹胀等症状及能引起便秘的其他系统疾病，尤其是要排除肠道的器质性疾病，如结直肠肿瘤等。

如病程在几年以上，病情无变化者，多提示功能性便秘。

治疗

1. 西医治疗

便秘与饮食及生活方式的相关性分析显示，液体摄入少，饮食中纤维含量低、缺乏运动等都是便秘的高危因素。

增加膳食纤维和液体的总摄入量、适量增加运动以及养成良好的排便习惯是习惯性便秘的基础治疗。在此基础上，如通便效果不佳，则可配合药物治疗，主要药物有渗透性泻药（如乳果糖），润滑性泻药，后者适用于有高血压病史及长期卧床的患者，代表药物有开塞露、石蜡油等。

药物治疗的优势在于取效快、简单，缺点是易产生依赖性以及腹泻、腹胀等不良反应较多。

2. 中医治疗

"大便通，小便清"是养生的基本要求，对高血压患者更是适用。中医认为，便秘是大肠传导功能失常造成的，可分为热秘、气秘、冷秘和虚秘，虚秘又分成气虚秘、阴虚秘。

中医辨证治疗老年高血压伴便秘，可以在治疗高血压的基础方上适当加味。

气虚者可加四君子汤、归脾汤等，取补中益气汤之黄芪、人参、白术、升麻，以补脾胃之气，恢复气机升降。

血虚者可加四物汤，当归、生地、赤芍、川芎养血润肠通便。

阴亏津枯者可加增液汤，取生地、玄参、麦冬培元生津，增水行舟。

阳虚者可加肉苁蓉、胡芦巴等益火补土、温脾补肾，恢复胃肠受纳、腐熟传导水谷功能。

气滞者加厚朴、柴胡、槟榔、枳实、大腹皮等顺气导滞，使气机通畅，以助排便。

肠燥者加郁李仁、火麻仁、瓜蒌仁、柏子仁润燥通便。

实热加麻子仁、芒硝、厚朴、大黄泄热导滞。

肺气不宣者加杏仁、桔梗、牛蒡子、苏子、全瓜蒌以开宣肺气，"提壶揭盖"而达到通便之目的。

中药大黄是肠动力促进药，是治疗便秘常用药物，与大黄有类似作用的还有芦荟、郁李仁、大腹皮、槟榔等药，肠动力促进药适用于肠动力不足所致的腹胀、排便无力等症状。

大黄、芦荟、番泻叶、决明子等主要含蒽醌类衍生物，具有刺激肠黏膜、增加肠蠕动的作用，从而引起排便。生地、玄参也有缓泻下作用，可适当选用。

刺激性泻药，包括大黄、芦荟、番泻叶等对肠道的刺激作用，可反射性地引起盆腔器官充血，所以有强烈刺激性的泻药一般不宜用于孕妇和月经期妇女，以免引起流产或月经过多。对久病虚弱、年老体衰者慎用。

循证护理

1. 良好的排便习惯

首先改善生活方式，如有吸烟、饮水少者，要及时戒烟，适当多饮水，当然如有水肿等饮水不可过度。要适当合理运动，如打太极拳、散步等，另外，要有针对性地进行排便训练，即有便意就去厕所。高血压便秘者切不可用力大便，以免发生意外。

2.合理多样的饮食

尽量避免热性食物，应适当多进食蔬菜、水果等。如无糖尿病可饮用蜂蜜、新鲜梨汁等改善大便干结、坚硬情况。

饮食应该增加含植物纤维素较多的蔬菜和粗糙多渣的杂粮，如糙米、绿豆、凉粉、薯类、玉米等。

多种新鲜瓜果蔬菜都对便秘有良好作用，如西瓜、香蕉、梨、苹果、西红柿、竹笋、黑木耳、苦瓜、黄瓜、荸荠、白菜、芹菜、丝瓜、黄花菜等。

一些富含油脂类的干果，如松子、芝麻、核桃仁、花生也有助排便。

3.穴位按摩

可按摩天枢、中脘、关元等穴位，有助于缓解便秘。

合并体位性低血压

概述

体位性低血压是指由于体位的改变，如从平卧位突然转为直立，或因长时间站立脑供血不足引起的低血压。

体位性低血压是指由卧位变为直立体位的3分钟内，收缩压下降≥20mmHg或舒张压下降≥10mmHg，可伴有恶心、头晕、晕厥等心脑缺血症状的一种临床现象。但也有一些老年人直立时间超过3分钟才出现明显的血压下降。

体位性低血压发生的主要机制是压力反射感应下降、血流动力学异常、自主神经功能下降等。

表3-35 体位性低血压的发病机制

机制	特点
压力反射感应下降	年长者如血管硬化，颈动脉窦及主动脉弓的压力感受器的敏感度降低，机体由卧位转为直立位时，升压反射不能有效发挥作用，使得回心血量减少，心排血量降低，致血压下降
血流动力学异常	所有导致有效循环血容量减少的情况和体循环阻力降低者，由卧位变为直立位时，机体不能及时有效调节血压，导致体位性低血压
自主神经功能下降	自主神经代偿机制受损时，交感神经调节皮肤、肌肉、内脏器官血管，尤其是站立时调节滞留在下肢和下腹静脉血液的能力下降，体位改变时血压得不到及时有效的调节而致低血压

体位性低血压病因通常是多元的，常包括：衰老、血容量不足、低血糖、多药合用，疾病导致的压力感受器敏感性减退、自主神经功能障碍以及药物因素等。

老年或体质虚弱的高血压患者容易发生体位性低血压，并随着年龄的增加、代谢紊乱、神经功能障碍的加剧将进一步加重体位性低血压情况。

表3-36 常见直立性低血压的原因

病因		举例
非神经源性	血容量不足	腹泻、大汗、出血
	药物引起不良反应	降压药、利尿药、血管扩张药、抗抑郁药等
	内稳态调节功能减弱	长期卧床、发热、长时间蹲位及心功能不全等
神经源性	原发性神经源性直立性低血压	帕金森病等
	继发性神经源性直立性低血压	脑血管意外、糖尿病、心律失常、脑血管淀粉样变性等

临床症状

典型症状：站立性头晕、黑矇，甚至晕厥、视野狭窄及肩颈部背侧钝痛等。患者也有疲劳、恶心、发抖等非特异性症状。

体位性低血压发病症状隐匿，缺乏特异性临床表现，临床工作中很容易被忽视而引致危险。体位性低血压是心肌梗死、心力衰竭、脑卒中等发病和死亡的独立危险因素，临床需加以重视。

明显的体位性低血压常常导致患者头晕，甚至晕厥跌倒产生意外，需要密切注意。

诊断与鉴别

患者临床上有站立时跌倒、头晕、黑矇等症状，立位时血压降低。进行直立试验阳性，则一般可诊断。

直立试验：患者安静平卧10分钟，测量其基础心率、血压，做常规心电图。而后使患者迅速站立，试验过程中如果患者在直立3分钟内收缩压下降≥20mmHg，舒张压下降≥10mmHg，为直立试验阳性。直立试验需要多次测定。

直立性低血压的特点是直立、忽然站立或直立试验过程中血压持续显著下降，如果不符合此条件的低血压或相关低血压症状，则可能为其他类型的低血压，可与直立性低血压相鉴别。

治疗

1. 西医治疗

直立性低血压治疗的目的除了避免低血压的发生，还着力于减少跌倒和晕厥引致意外。

（1）紧急治疗

如发生晕厥则迅速平躺，呼叫确定患者神志清晰，给予快速饮用淡盐水，如患者持续不能缓解，或反复多次发生晕厥，建议入院检查。

（2）病因治疗

分析原因，针对性治疗。如与贫血有关者，则应及时改善贫血；如与服用降压药有关者，应及时调整降压药的用量或给药时间，利尿剂和扩张血管的药物尽量少用，镇静药最好不用。

（3）一般治疗

少吃多餐，避免饮食过饱或摄入过多碳水化合物，避免饥饿和饮酒。如无高血压及水肿，可适当调高食物的含盐量，同时适当增加饮水量，使血容量略有升高。但高盐分易导致心血管并发症甚至死亡，所以要严格监控。又由于体位性低血压好发于高血压患者，而高盐分又是高血压的大忌，因此对于高血压患者出现的体位性低血压处理应尽量避免补充高浓度的盐水。

（4）药物治疗

α 受体激动剂米多君为治疗体位性低血压的药物，但并不常用。

2. 中医治疗

（1）药物治疗

体位性低血压与普通低血压在中医学可参考"眩晕""虚劳"等病处理。

体位性低血压临床证型涉及气血阴阳不足，但最主要的病机是气血不足，血不能上荣于脑，故出现头晕、健忘，甚至晕厥；心主血脉，血脉充盈不足，心失所养，故心中悸动不适。

因此，其主要治法是补益肝肾心脾，调和气血阴阳。常用处方有八珍汤、参附汤、归脾汤、益气聪明汤等加减。

气血亏虚气阴不足者，症见头晕目眩，精神萎靡，口干咽燥，面色萎黄，心悸失眠，食欲不振，舌红少苔，脉细弱。治宜益气养阴，滋阴养血。常用归芪生脉饮加味，处方：当归、黄芪、柴胡、党参、五味子、麦冬、大枣。

如果气虚明显，可用人参代替党参；血虚明显者，可加阿胶；阴虚便干明显，可加熟地、玄参；肢冷畏寒者，加附子、肉桂、桂枝等。

对于气血亏虚者，还可以用党参、黄芪各30g，当归、酸枣仁各15g，羊肉半斤煲汤。每周2次，或按医嘱进行。

（2）针刺治疗

针刺百会、内关、合谷、关元、中渚、足三里等穴，采用补法，留针30分钟，可明显改善低血压，减少低血压的发生率。

足三里为胃经合穴，脾胃为气机升降的枢纽，针刺足三里可培补后天之本。针刺足三阴经原穴，即太冲、太白、太溪，以上三穴均具有双向调节血压的作用，太冲穴效果最为明显。原穴为脏腑原气经过和留止的部位，是人体气血津液必经之路，可调节脏腑经络功能和气血运行，维持血压的稳定，因此对血压具有调节作用。

（3）温灸疗法

灸百会、关元、足三里及三阴交升阳通脉、温中补虚，可提高机体的循环系统功能和造血功能，减少症状性低血压。

循证调护

1. 适当姿势

平卧位休息时可适当抬高头部及下肢。避免劳累和长时间站立，站立时可做交叉双腿的动作，有助于促进静脉血向心脏回流，但要注意避免跌倒。症状明显者可穿弹力长裤以促进静脉血回流。

2. 预防意外

体位性低血压的危害还在于其次生病症，如起床时出现低血压晕倒，而晕倒时又导致了严重的外伤，甚至脑外伤等意外。因此，要养成良好的起床习惯，在起立或起床时动作应缓慢，坐起或者下床的时候一定不要过急。起床之前做好四肢活动，保障血液循环。体位变换的速度一定要慢，先从卧位转变成坐位，坐稳后，将双脚自然下垂，同时活动双脚，然后短时站立，接着再行走或进行活动。洗澡的时候备好小板凳，坐着洗澡，洗完后适应一下再站起来，以免发生体位性低血压。

3. 适当加压

静脉回流差的患者可运用加压腹带或穿医用弹力袜，以增加静脉回流血量，减少体位性低血压的发生。

4. 避免缺水

避免出汗过多及炎热环境导致血管扩张明显，如避免饮酒或者在烈日下长时间运动，避免长时间淋浴或蒸桑拿等。平时适当多饮水，尤其是在餐前。

5. 合理饮食

饮食注意多摄入粗纤维食材以防止便秘。由于葡萄糖对餐后低血压具有较强的诱发性，因此应尽量少食碳水化合物。每次用餐不要过量，餐后不宜进行剧烈运动。降压药，尤其是扩张血管的降压药不宜餐前服用，应在餐后服用。

合并餐后低血压

概述

低血压是临床较为常见的症状，凡是使心排血量减少，外周血管阻力降低和有效循环血量减少的生理性或病理性因素都可导致血压降低。

餐后低血压指餐后血压明显降低或因餐后血压下降，出现餐后明显头晕等心脑缺血症状的低血压状态。

餐后低血压给老年患者的日常生活带来了极大危险，如可能导致晕厥、跌伤、诱发心绞痛、认知功能障碍、脑卒中等，严重影响生活质量。

餐后低血压发病率随年龄而上升，高血压患者更为多见。此外，餐后低血压也见于动脉硬化症、糖尿病、帕金森病、心血管病、自主神经功能损害、瘫痪和血液透析的老年患者。

餐后低血压的发病机制主要是餐后内脏血流量增加，体内血压重新分布，主要集中于消化系统，而压力感受器敏感性降低和交感神经功能代偿不全所致的压力反射迟钝，血压降低。

进食大量碳水化合物后血压明显降低。碳水化合物胃排空快，消化吸收快，内脏血流量增加，引致餐后血压下降明显。

表3-37　餐后低血压的危险因素

危险因素	特点
较高的收缩压水平	餐后低血压将会增加住院患者发生心脑血管不良事故的风险
高血压	高血压是老年人餐后低血压的重要原因
高龄	随着年龄增加，心脏功能减退，血管顺应性降低，压力感受器功能下降，对血压的调节能力减弱
合并多种疾病	合并冠状动脉粥样硬化性心脏病、脑血管病、糖尿病等疾病均会使餐后低血压的发病率增高
消瘦	增加体重可减少餐后低血压的发生

临床症状

在临床表现方面，可见进餐后血压下降，轻症无明显症状，严重者可出现重要脏器供血不足的表现，如头晕眼花、晕厥、乏力、嗜睡、跌倒、心绞痛、恶心欲呕、皮肤冷湿、注意力涣散、思维迟钝、抑郁、视力模糊或一过性脑缺血等心脑缺血症状。严重的餐后低血压可诱发脑梗死和心肌梗死。

表3-38　容易出现餐后低血压的饮食情况

饮食情况	特点
饮食时间	餐后低血压可发生于不同时段的餐后，但早餐较午餐、晚餐更易发生餐后低血压
饮食质量	高碳水化合物、高脂肪，低蛋白饮食容易导致餐后低血压，高血糖尤其
食物温度	热食较冷食更易引起餐后低血压
食物丰俭	大餐比小餐引致的血压下降幅度大

诊断与鉴别

诊断标准：餐后低血压定义为餐后2小时以内收缩压比餐前下降≥20mmHg，或餐前收缩压≥100mmHg，而餐后收缩压<90mmHg，或餐后血

压下降水平超过大脑血管自身调节阈值引起相应的症状。餐后低血压需要与其他原因所导致的低血压相鉴别，比如体质虚弱、出血等。

治疗

1. 西医治疗

餐后低血压的基础治疗包括饮食疗法。合理饮水、戒酒、血液透析过程避免进食、避免过热饮食、适当平卧、餐后运动、治疗基础疾病及调整降压药等。

表3-39　餐后低血压的基础治疗

基础治疗	具体措施
饮食疗法	进食低升糖指数的食物，降低餐后血糖 少食多餐可以减少血液向内脏转移的量和持续时间 减少碳水化合物摄入，与蛋白质和脂肪相比，碳水化合物在胃中的排空最快，更容易导致餐后血压迅速下降
合理饮水	餐前适当增加钠盐和水分的摄入，以保证充足的血容量，但水肿者不宜多饮水
戒酒	有饮酒习惯者，尤其是高血压者，建议及时戒酒
透析过程避免进食	血液透析患者，避免血液透析时进食
避免过热饮食	避免饮食温度过高
平卧	平卧15分钟左右，以保证大脑和心脏等重要脏器的血液供应。待症状消失或者血压恢复常态以后慢慢坐起
餐后运动	餐后适当散步可通过增加心率和心搏出量来维持正常血压，但运动过量可能适得其反
治疗基础疾病	如高血压、糖尿病、动脉硬化症等
调整降压药	避免在餐前服用降压药，宜在两餐之间服用

药物治疗

常用药物有咖啡因、奥曲肽、α糖苷酶抑制剂（如拜糖平）等。咖啡因是中枢腺苷受体拮抗剂，可以抑制腺苷的扩血管作用，阻止内脏血管扩张，从而减少内脏血流量。为有症状餐后低血压患者的一线用药。奥曲肽是一种生长激素释放抑制激素类似物，成功用于治疗餐后低血压患者。其作用机制是通过抑制胃肠道内血管活性物质、减少内脏血流量、增加外周血管阻力来治疗餐后低血压。α糖苷酶抑制剂能延缓肠道对葡萄糖的吸收，降低餐后高血糖，减小餐后血压下降幅度。

2. 中医治疗

餐后低血压在老年人中较易发生，严重影响患者的生活质量，并具有不同程度的潜在危险。

中医古籍《杂病源流犀烛·不寐多寐源流》中有"饭醉"记载，《东医宝鉴·杂病篇》亦有"食后昏困"一说，均指食后困倦，昏冒欲睡的一种病证，与餐后低血压的症状基本一致。

从中医角度看，此多由脾气虚弱，不胜食气所致，治以益气健脾为主，方可用补中益气汤加减，亦可参考体位性低血压进行辨证用药。

循证调护

餐后低血压为老年人常见疾病，饭后血压骤然降低会诱发肌肉无力、晕厥、跌倒、头晕等症状，甚至可能会诱发脑卒中或心绞痛等严重后果。因此要重视临床防范。

①正确使用药物，若高龄患者正在服用降压药物，应充分了解药物作用高峰时段，尽量避免餐后服用。

②对进餐条件予以严格控制，如餐前先饮汤，且对进餐量予以控制，将进餐时间缩短，餐后平卧或静坐休息等，避免诱发餐后低血压。

③要留意食物升糖指数，适当增加进食降低食物升糖指数的食物，以减少碳水化合物的吸收，减慢胃排空速度和小肠碳水化合物吸收速度，有助于预防餐后低血压。

特殊类型的高血压

无论是儿童、青少年、老年人等不同的人群都有可能患高血压。不同状态下，如清晨、夜间，或不同的体位等血压也会出现变异甚至有的患者血压不易控制而成难治性高血压。这些不同的人群，不同状态下的高血压，有着不同的降压方法，其调护手段也各有不同的特点，临床需加以重视。

儿童及青少年时期高血压

概述

随着生活方式的改变，肥胖在儿童青少年中越来越普遍，儿童高血压患病率也逐渐升高。

青少年高血压的发病机制较为复杂，与多种因素有关，如钠盐摄入水平、肥胖、运动量不足、精神紧张、遗传因素、睡眠质量、社会及家庭经济状况等。

儿童青少年高血压危险因素，一般分为可改变和不可改变两种。其中可改变的危险因素包括超重、饮食习惯、盐摄入量、久坐的生活方式、睡眠不足和吸烟等。不可改变的危险因素包括种族、性别、遗传背景、低出生体重、早产等。

表3-40　儿童高血压的危险因素

危险因素	特点
遗传因素	有家族史的儿童收缩压和舒张压明显增高，高血压检出率也明显增高；有早发高血压家族史者的收缩压和舒张压更高，其高血压的检出率也更高

危险因素	特点
不良饮食习惯	应减少盐的摄取、避免甜食和过量饮食，避免高脂、油炸食物，应增加蔬菜水果的摄入
睡眠不足	睡眠时间≤8小时的儿童肥胖发病率显著高于睡眠时间为8~10小时或≥10小时的儿童。儿童睡眠时间不足会导致肥胖率升高，而儿童肥胖与高血压密切相关
性格及心理因素	高血压为心身疾病，生活环境、性格、心理状态、品行问题等因素与血压密切相关，具有时间焦虑感、时间紧迫性、充满敌意性格的青少年发生高血压的风险显著升高
妊娠期高血压	母亲产时妊高征是青少年期血压升高的重要危险因素
低出生体质量及早产	不论是儿童期还是成年期，女性收缩压与出生体质量呈负相关，即出生体质量越低，收缩压越高，且低出生体质量会增加儿童期和成年期女性患高血压的风险
肥胖	与儿童高血压密切相关
高尿酸血症	高尿酸血症是高血压的独立危险因素

临床症状

儿童青少年高血压好发于有高血压家族史、肥胖、性情急躁者，通常收缩压高而舒张压不高，收缩压通常可达140~150mmHg，舒张压则通常不超过85~90mmHg。

平时症状并不明显，只在过度疲劳或剧烈运动后才感到一些不适，如头晕、头胀、胸闷等。因症状不明显，常被忽视。

部分儿童青少年高血压发生原因与青春期神经内分泌剧烈变化，心脏发育加快，血管跟不上心脏的发育有关，过了青春期，有的血压可能逐渐恢复到正常水平，但如不改善生活方式，则高血压可一直延续到成年。

诊断与鉴别

青少年高血压症状常常并不典型，大多在健康查体时发现。

对儿童血压的快速判断，一般首先采用简化后的"公式标准"进行判断，对公式标准筛查出的可疑高血压患儿，再进一步采用"表格标准"确定诊断。

对于采用公式标准计算出的血压如果超过公式标准的5~10mmHg，则要多次测量，仍偏高者则列入儿童高血压管理。

表3-41 中国3~17岁儿童青少年高血压筛查的简化公式标准

性别	收缩压（mmHg）	舒张压（mmHg）
男	100+2×年龄	65+年龄
女	100+1.5×年龄	65+年龄

注：
①年龄单位为岁，表格基于《中国高血压防治指南2018年》修订版"表格标准"中的P95制订，用于快速筛查可疑的高血压儿童。
②建议从3岁起测量血压，选择合适尺寸的袖带对准确测量儿童血压至关重要。≥12岁的儿童多数可使用成人袖带。

目前临床大多使用美国儿童青少年血压控制工作组第4次报告制订的诊断标准，即3次或3次以上测量所得的收缩压和（或）舒张压等于或高于排名在前95%的同年龄、性别及身高儿童青少年的收缩压和（或）舒张压。

临床上也有简便的指标作为诊断参考：一般情况下，年龄<6岁的儿童血压≥110/70mmHg，6~9岁的儿童血压≥120/80mmHg，10~13岁的儿童血压≥125/85mmHg，14~17岁的青少年血压≥130/90mmHg，均可判定为高血压。

治疗

1.西医治疗

儿童高血压首先是病因治疗，并着重生活方式的改善。是否进行药物治疗取决于诸多因素，比如高血压的临床症状、血压水平、靶器官损害、对非药物治疗的反应及并发症或合并症情况。

表3-42　儿童高血压的治疗措施

措施	具体方案
病因治疗	儿童继发性高血压应针对病因治疗
改善生活方式	高血压儿童应首先改善生活方式并坚持不懈，包括： ◆肥胖儿童应控制体重 ◆增加有氧和抗阻力运动 ◆调整膳食结构，品种要多样化，控制总能量及脂肪供能比。控制食盐和含糖饮料摄入，养成健康饮食习惯 ◆避免持续性精神紧张状态 ◆保证足够睡眠时间等
药物治疗	多数患儿经过改善生活方式后，其血压可达到控制标准。 如果改善生活方式6个月后血压仍未达标，参考高血压合并下述任一种或多种情况，则采用药物治疗： ◆出现高血压的临床症状 ◆合并糖尿病 ◆出现靶器官损害 ◆继发性高血压 儿童高血压的药物治疗原则是从小剂量、单一用药开始，同时因人而异，视疗效和血压水平变化调整治疗方案和治疗时限，必要时联合用药

注：数据参考《中国高血压防治指南2018年》修订版。

2.中医治疗

青少年高血压多见于实证，当今社会生活节奏快，青少年受到学习压力和人际交往等因素影响，心理波动较大，精神高度紧张，容易愤怒、焦虑，情绪易激动；或长时间从事脑力劳动和精神高度紧张者。如若肝郁克脾，致使脾失健运，内生痰浊；如过食肥甘厚味，导致超重和肥胖，亦致痰浊内生，壅塞脉道；或痰瘀互结而壅塞脉道，均可导致高血压。

青少年高血压的辨证分型与成人相比有自身特点，如肝火亢盛证、痰湿壅盛证等证型多见，而肝肾阴虚证、血瘀、阴阳两虚证等相对少些。临床可根据具体情况，并充分考虑青少年这一群体的特殊性，根据临床表现辨证论治。

循证调护

1.合理饮食

肥胖已经成为青少年高血压的一个重要且独立的危险因素，而过量饮食、缺乏运动是导致肥胖最为重要的原因。因此在合理控制饮食时，除了限制高钠摄入量、甜品等，也要控制饮食的总量。

2.作息习惯

养成良好的睡眠习惯和避免吸烟也是降低心血管疾病风险的重要策略。

在防治儿童高血压方面，调整生活方式的做法往往半途而废，其原因是多方面的，其中一个主要的因素是患者的依从性较差，患儿的家长对疾病的认识又不足，大多数要等到高血压进展到比较严重的阶段，才会加以重视。但到了这个阶段，单纯的生活方式调整往往已不足以对血压进行有效控制，而必须配合药物治疗。

3.强化运动

任何类型的运动，无论是有氧训练、抗阻训练，还是联合训练，对降低血压均是有益的。

传统运动，如八段锦、太极拳等属于中小强度的有氧运动，通过长期练习可加速血液循环，降低外周循环阻力，改善血管状态，从而降低发生心血管疾病的危险。但青少年愿意习此运动者不多。

运动强度与血压降低密切相关。在愿意并能够承受剧烈运动的中青年高血压患者中，体力活动水平越高，血压越低，而且对静息期血压水平较高的患者，降压效果更明显。

因此，如有可能，尽量建议青少年高血压患者实施高强度间歇训练。高强度间歇训练是指短时间高强度运动与缓解期或低强度运动交替进行的一种运动方式。

妊娠高血压综合征

概述

高血压合并妊娠指的是孕妇在怀孕前就有明确高血压病史，两者之间虽不存在因果关系，但相互间存在不利因素的相加作用，高血压可对孕妇和胎儿产生一系列不良影响，如早产、难产、产后出血、胎盘早剥、胎儿窒息及围生儿死亡等。

妊娠20周后出现的高血压、水肿及蛋白尿三大症候群称之为妊娠高血压综合征，简称妊高征。

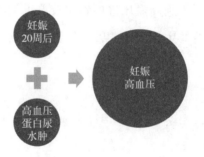

西医对本病的发病机制有以下几种认识：遗传因素是导致孕妇发生妊高症的一个重要因素。妊娠期间孕妇体内若出现氧化应激反应及胎盘缺血后，母体释放大量血管紧张素收缩血管，进而引起妊高征。多胎妊娠、妊娠期糖尿病及孕前超重等都是妊高征的独立危险因素。内分泌紊乱，血液黏稠度上升等都是影响血压升高的重要因素。

临床症状

妊高征临床上按其血压、蛋白尿及水肿的不同程度，分为轻度、中度和重度三种类型。

病情轻者，临床症状可不明显；如有血压高可能出现头晕、头痛等症状；如有肾损害，可见蛋白尿、水肿等症状；严重者可出现抽搐、昏迷及心、肾衰竭，甚至母婴死亡。

表3-43　妊娠与高血压的特点

概念	特点
高血压合并妊娠	妊娠前或者在怀孕20周前发现血压升高，但妊娠期无明显加重。或者是怀孕20周后首次发现并诊断高血压，并持续至分娩后的12周
妊娠期高血压	妊娠期血压≥140/90mmHg，并于产后12周内恢复正常；尿蛋白阴性；患者可有上腹部不适或血小板减少等
子痫前期	妊娠20周后出现≥140/90mmHg，尿蛋白≥300mg/24小时。可伴有头痛、视力模糊、上腹部不适、恶心、呕吐等症状
子痫	上述不适症状加重或突然发生抽搐，根据发作时间的不同，分别称为产前、产中及产后子痫
高血压合并子痫前期	高血压孕妇在怀孕20周前无蛋白尿，20周后出现尿蛋白≥300mg/24小时；或怀孕20周前出现尿蛋白增加、血压明显升高及血小板减少等症状

诊断与鉴别

妊娠同时出现高血压，并不一定都是妊高征，有的可能是高血压患者妊娠。因此，临床对此需要进行鉴别。

表3-44　妊高征临床分类

分类	高血压	蛋白尿	水肿
轻度	≥140/90mmHg <150/100mmHg	<0.5g/24小时	轻微
中度	≥150/100mmHg <160/110mmHg	≥0.5g/24小时 <5g/24小时	轻微
重度	≥160/110mmHg	≥5g/24小时	严重

必要的检查

高血压合并妊娠，临床上一般需要进行相关检查以明确疾病的严重性，及是否有其他并发症等。

①血液检查；

②肝、肾功能检查；

③尿液检查：尿常规、24小时尿蛋白定量；

④眼底检查：妊高征时动静脉比例增大，可变为1：2或1：3或1：4，严重者可出现视网膜水肿，絮状渗出，散在出血点或火焰状出血；

⑤必要时可进行血流动力学监测及心电图、超声心动图检查；脑CT或MRI、胎心监护、胎盘功能和胎儿成熟度检查等。

治疗

1. 西医治疗

妊高征是最常见的病理妊娠之一，目前仍是孕产妇及胎婴儿死亡的一个重要原因。西医对妊高征的治疗主要是降压、服用阿司匹林及对症治疗等。

一般来说，如果孕妇没有并发器官功能损伤，收缩压应控制在130~150mmHg，舒张压应控制在80~100mmHg；若孕妇并发器官功能损伤，则收缩压应控制在130~139mmHg，舒张压应控制在80~89mmHg。

需要注意的是，降压过程中，血压一般不应低于130/80mmHg，以保证胎盘有足量的血液供应。

妊高征的治疗目的是控制病情，延长孕周，尽可能保障母婴安全。治疗基本原则是休息、镇静、预防抽搐，有指征地降压、密切监测母婴情况，适时终止妊娠，并根据病情严重程度实施个体化治疗方案：

①妊娠期高血压：一般采用休息、镇静、对症处理及酌情给予降压治疗。

②子痫前期：预防抽搐，有指征地降压、利尿、镇静，密切监测母胎情况，预防和治疗严重并发症，适时终止妊娠。

③子痫：及时控制抽搐发作，防治并发症，经短时间病情控制后及早终止妊娠。

④妊娠合并慢性高血压：以降压治疗为主，注意预防子痫前期的发生。

⑤慢性高血压并发子痫前期：兼顾高血压和子痫前期的治疗。

孕期一般不使用利尿剂降压，以防子痫前期孕妇血液进一步浓缩、有效循环血量减少和加重高凝倾向。硫酸镁不作为降压药使用。血管紧张素转换酶抑制剂和血管紧张素Ⅱ受体拮抗剂有致畸的副作用，妊娠中、晚期禁用。钙通道阻滞剂在临产前使用会影响子宫收缩，β受体阻滞剂有可能导致胎儿死亡，临床需注意避免使用。

2. 中医治疗

中医认为本病属"子肿""子气""子晕""子痫"范畴，其病机与脏腑功能失调，脾虚、肾虚、肝旺、气滞、湿阻等因素有关。或因孕妇体虚，孕期阴血聚于下以养胎，以致脏腑功能受损而发病；或因素体阴虚火旺，孕后阴血聚以养胎而亏损，如遇情志不遂，烦劳过度，木火升腾，煎熬津液，瘀热互结，从而发病。

妊高征的中医治疗，除了控制血压之外，还要兼顾安胎。药物续断、桑寄生、枸杞子、杜仲补肾固胎，党参、白术、莲子补脾益气、养血安胎。临床可根据具体情况选取。

中医学大家罗元恺教授辨治妊娠水肿，脾虚型用全生白术散加茯苓皮、砂仁、炒扁豆，同时用陈皮、生姜皮熏洗足部；肾阳虚衰型用金匮肾气丸去牡丹皮，加白术、陈皮；气滞型用茯苓导水汤加减。

在治疗妊娠期高血压时，需要注意具有明显毒性作用、药性比较猛烈的药物的使用，如水蛭、三棱、莪术等需禁用。一些活血、行气、攻下、温里类药物，如牛膝、川芎、红花、枳实、枳壳、大黄、玄明粉、番泻叶、附子等均需慎用。

循证调护

孕妇应该注意休息，通常以侧卧为宜，但在子痫前期避免绝对卧床休息。

饮食方面养成良好的饮食习惯，减少营养不足、营养过剩情况，需要保证足量的蛋白质和热量，一般不建议过度限制食盐的摄入。

大多数产妇对妊高征了解不足，特别初产妇更易出现恐惧、焦虑感，担心对胎儿造成不利影响，这种负面情绪可导致血压、心率发生波动，出现恶性循环。因此妊高征患者还要强调精神放松，消除负面情绪，以减少血压波动。

围绝经期高血压

概述

围绝经期高血压（曾称更年期高血压），是因女性卵巢功能下降，性激素分泌减少而导致的以血压升高为主要表现的疾病。

围绝经期高血压除了和年龄、环境、遗传及不良生活习惯等因素有关之外，更与绝经前后体内雌激素变化相关。女性高血压患者因性激素分泌的变化，其发病原因又有其自身的特点。女性高血压发病率随年龄增长而升高，35岁以后增加较明显。绝经前，与同龄男性相比，女性的血压水平相对较低，发病率与发病的增速低于男性；绝经后，增加速度反而快于男性。

研究提示雌激素、孕激素有可能会影响到血压的变化。雌激素、孕激素可增加肾素分泌，前者通过扩张血管效应，后者通过竞争抑制醛固酮受体导致利尿作用，雌激素还可以增加孕酮刺激肾素的分泌作用。在正常月经周期中，雌激素峰值不足以刺激肾素分泌，而黄体期孕酮水平增高可使部分妇女肾素分泌增多。因此，部分妇女雌激素、孕激素调节不稳定可导致肾素分泌调控机制不正常，进而导致高血压。

临床症状

围绝经期高血压具有高血压的一般表现，如头晕、头痛等，血压不稳定，波动明显，随情绪变化，血压波动明显。女性围绝经期高血压患者自觉症状较重，生活质量较差，对患者家庭影响较大。

围绝经期高血压还具有围绝经期的一般症状，如健忘、失眠多梦，易惊醒、烦躁、乏力、易疲劳、易激动、注意力不集中等症状。

诊断与鉴别

围绝经期高血压不是一个独立的疾病，并没有明确的诊断标准。围绝经期高血压的名称只是强调了女性在围绝经期，高血压是一好发的疾病。

围绝经期高血压一般分两种情况：围绝经期高血压，和围绝经期前或围绝经期发生的原发性高血压。围绝经期高血压，就是高血压仅为围绝经期综合征的主要症状之一，属症状性高血压。

围绝经期高血压属于原发性高血压范围，因此，临床需要按照一般高血压诊断程序排除继发性高血压。

治疗

1. 西医治疗

围绝经期高血压的治疗应首先给予 β 受体阻滞剂，从低量开始逐渐增加剂量，以改善由于交感兴奋所带来高血压的危害。必要时可使用镇静药物，可使患者平稳地度过由于围绝经期激素紊乱所致的高血压状态。

由于女性围绝经期高血压和绝经期女性性激素紊乱有关，其中雌激素水平下降是最主要的机制，故而现代医学推荐性激素替代疗法，但有的雌激素疗法易刺激子宫内膜增生，增加子宫内膜癌的风险，必须慎用。治疗可采用雌激素合并黄体酮的连续性合并型的替代疗法，每天使用雌激素与黄体酮，一般不会刺激子宫内膜增生，不会增加子宫内膜癌的风险，必要时可使用。

2. 中医治疗

多数围绝经期妇女经历了经、带、胎、产等耗伤气血的阶段后，多数患者在围绝经期阶段已经气血两亏，此时肝肾阴虚、阴阳失调为围绝经期妇女主要的生理及病理特征。而肾的阴阳失调、肾水不能涵养肝木是围绝经期妇女高血压发病的主要病机。情志郁结、气机不畅是其诱发因素。另外，饮食失节，嗜食肥甘厚味，脾胃受损，气化失常也是重要原因。

在临床辨证方面，围绝经期高血压早期常有阴阳俱虚、肝火亢盛、阴虚阳亢、肝肾阴虚等证；后期则见痰浊壅盛、湿阻中焦、脉络瘀阻等证。其中阴阳俱虚型最为常见，症见时而烘热汗出，时而转之畏冷，眩晕耳鸣，失眠多梦，手足心热，心悸自汗，面白少华，纳少，便溏或便秘，神疲肢肿，腰膝酸软，月经紊乱，舌淡、苔白，脉沉细。治法：补肾扶阳，滋养冲任。处方可用二至丸合寿胎丸加减。

循证调护

除了注意饮食调理、坚持运动之外，还要注意兼顾围绝经期的特点，如潮热、多汗等症状的处理。

此外，要特别重视精神调节。围绝经期妇女有精神、神经方面的失调，而这一切会加重高血压的进展，因此患者要善于调节工作状态，调节情志，保持豁达乐观的心态，树立健康观念，注意血压监测，提高自身防治高血压的水平。

益气健脾平肝治疗围绝经期高血压

〔患者〕女，50岁。

〔简要病史〕

患者长期工作紧张。因带状疱疹后倦怠、口苦、背部皮肤疼痛等症状前来就诊。平时饮食不规律，胃气多，餐后胃胀，纳呆。手汗异常增多。舌淡红，苔薄黄，根厚，脉弦细。血压：157/91mmHg。

〔诊断〕胃痞，汗证。

〔辨证〕脾虚肝旺。

〔治法〕健脾益气，平肝。

〔方药〕六君子汤（成方）8g、柴胡2g、黄芩2g、砂仁1g、白芍3g、鸡内金4g、麦芽4g、大枣3g、太子参5g。处方为颗粒冲剂，共5剂，每日1剂。

〔循证调护〕告知患者注意规律饮食，精神调节及合理运动。嘱无须过于紧张，并建议监测血压。

〔治疗经过〕经过中药治疗，倦怠乏力、胃气、胃胀及手汗均明显改善或消除，但血压居高不下。另经常失眠、心烦。由于考虑到初次发生高血压，无特殊合并症，且无烟酒嗜好等，分析其存在的心血管风险不高。故建议按高血压调理，加强运动和改善生活方式，减低体重，避免精神紧张。3个月时间里，体重下降约4kg，血压逐步降至正常，定期复诊。平时血压记录，血压正常稳定。

〔评析〕患者为围绝经期高血压，合并有焦虑、紧张等状态。首先按中医急则治标的原则，现予健脾平肝法治疗及调整饮食习惯，胃肠症状消除、手汗消失，病痛减少，精神也为之改善。

在随后的高血压治疗过程中，再按中医缓则治本的原则，加强健脾补肾，佐以安神、活血通络等法，配合饮食控制和加强运动等方式，使得体重下降，焦虑情况也随之改善，最后血压正常稳定，无须服用降压药。

老年高血压

概述

随着人口老龄化，老年高血压人数急剧增加。一部分患者为从老年前期高血压演变而来，表现为收缩压和舒张压均升高。在老年高血压中有半数以上是单纯性收缩期高血压，是一种以收缩压增高和脉压增大为特点的特殊类型高血压。

年龄是影响血压的重要因素，老年人不仅血压水平较中青年人高，而且容易发生血压波动幅度和频率的非生理性变化，称为异常血压波动，临床上可表现为昼夜节律异常、体位性低血压、晨峰血压增高、餐后低血压、白大衣性高血压和隐匿性高血压、随访间和季节间的血压波动等。

异常血压波动与心、脑、肾等靶器官结构和功能损害、心脑血管事件及死亡率密切相关，其对预后的影响独立于血压的绝对水平，有可能成为新的风险预测指标和潜在的治疗重点。

老年高血压的具体发病机制包括动脉硬化、血管壁僵硬、血压调节中枢功能减退等。老年人由于动脉硬化，动脉壁的弹性和伸展性降低，收缩期的弹性膨胀和舒张期的弹性回缩幅度减弱，缓冲能力降低，导致收缩压升高，舒张压降低，脉压增大。老年人较中青年人更易发生异常血压波动。影响老年人血压波动的机制非常复杂，是人体内部心血管调节机制、器官功能、外部环境和行为综合作用的结果。

表3-45　老年人较中青年人更易发生异常血压波动的原因

病理生理因素	老年人大动脉弹性下降和僵硬度增加、内皮功能障碍、压力反射敏感性下降、自主神经功能失调、内分泌功能减退、肾脏排钠和容量调节能力减弱
并存疾患	一些老年人常见的疾病可造成血压波动，如糖尿病、高脂血症、心脑血管病、神经系统疾病、肾病、脑血管淀粉样变等
不良状态	贫血、血容量不足、营养不良、睡眠障碍、慢性疼痛、便秘、前列腺增生、焦虑、抑郁或情绪波动、手术前后期血压波动等
继发性高血压	动脉粥样硬化导致的大中动脉狭窄、原发性醛固酮增多症、睡眠呼吸暂停综合征和嗜铬细胞瘤等
药物因素	降压方案不合理、药物相互作用或治疗的依从性差等

临床症状

①收缩压增高、脉压增大：随着患者年龄的增加，脑卒中等不良事件的

发生率也相应增加，其中老年高血压患者的脉压与总病死率、心血管事件呈正比。

②血压波动大、昼夜节律异常：该类疾病患者多半会出现血压"晨峰"情况，并出现餐后低血压、体位性低血压等。昼夜节律异常，表现为夜间血压下降幅度大，在一定程度上增加心、脑、肾等靶器官的损害。

正常人的血压表现为夜低昼高型，多数学者认为正常人24小时血压节律呈"双峰双谷"样波动。即清晨觉醒和起床后明显升高，8：00~10：00达高峰；此后下降，在16：00~18：00血压再次升高；之后缓慢下降，直至凌晨2：00~3：00至最低值，这对适应机体活动，保护心血管结构和功能起着十分重要的作用。

这种节律随着年龄增加逐渐弱化。老年人或未经治疗的高血压患者容易发生血压昼夜节律异常，常伴有夜间血压升高。

老年人血压昼夜节律异常的发生率高，这与老年动脉硬化、血管壁僵硬度增加和血压调节中枢功能减退有关，导致心、脑、肾等靶器官损害的危险增加。

③体位性低血压、餐后低血压的情况增多，程度也更严重。

④晨峰血压增高：清晨，人体由睡眠状态转为清醒状态并开始活动时，血压从相对较低水平迅速上升至较高水平，称为"血压晨峰"，是正常的生理现象。但如果晨峰血压过高，则可导致不良预后。晨峰血压增高的老年人，心脑血管事件和死亡率均显著增加。

诊断与鉴别

老年高血压的诊断并无特别标准。对于老年高血压，关键是了解其风险所在，尤其是及时了解患者是否存在血压变异，及其变异的规律。

老年人的短时血压变异，如昼夜节律异常、体位变动引起的血压波动和餐后低血压等，根据其定义，通过规范地测量诊室血压、24小时动态血压或家庭自测血压，不难诊断。

治疗

1. 西医治疗

尽管老年人异常血压波动难以完全避免，但通过适当的方法，仍可以减少发生率，降低其危害。

老年人降压治疗应当遵循个体化原则，宜平稳、缓慢地降压，药物的起始剂量要小，而后逐渐增加剂量，需考虑到老年人易出现的不良反应，特别是体位性低血压。药物应当选择作用持续24小时的长效制剂，每日服药1次，依从性较好。

老年高血压降压的目的在于最大限度地降低心血管并发症及发生死亡的风险。

表3-46 老年高血压患者的降压目标（《中国老年高血压管理指南2019》）

年龄	目标
≥65岁	<150/90mmHg，如能耐受可进一步降至<140/90mmHg
≥80岁	一般情况下不宜<130/60mmHg
老年高血压合并糖尿病、冠状动脉粥样硬化性心脏病、心力衰竭和肾功能不全患者	<140/90mmHg

表3-47 纠正不良生活方式和不利于身心健康的行为及习惯

改善生活方式	调整膳食结构	吃多种新鲜蔬菜、水果、鱼类、豆制品、粗粮、脱脂奶及其他富含钾、钙、膳食纤维、多不饱和脂肪酸的食物，低脂饮食
	低盐饮食	减少食盐摄入，日摄入量应少于6g
	戒酒	有高血压且服药治疗者均应戒酒
	戒烟	戒烟及避免吸入二手烟
	作息规律	规律生活，适寒温，慎起居，勿过迟睡，亦不过早起床
合理运动		可根据个人爱好和身体状况选择适合并容易坚持的运动

续表

心理健康	保持心境健康，减少情绪波动
避免环境因素或气候改变对血压的影响	秋冬季及时增加衣物，避免室温过低；夏天避免冷气太强，室内温度太低

针对老年高血压患者易出现血压波动大的特点，治疗过程应努力去除影响血压波动的诱因：

①纠正贫血、血容量不足、营养不良、慢性疼痛、便秘、长期焦虑、抑郁或失眠等不良状态。

②对于衰弱的老年人，留意降压药、镇静剂、抗肾上腺素药物及血管扩张剂引起的血压波动。

③减少心血管病的危险因素，包括高脂血症、血糖升高、超重和肥胖、代谢综合征等，应按照循序渐进的原则进行干预，避免药物不良反应。如避免血糖控制过低或体重下降过快等。

④治疗并存疾患，包括心脑血管疾病、呼吸系统疾病、神经系统疾病、泌尿系统疾病、内分泌系统疾病等。

2. 中医治疗

《素问·至真要大论》云："诸风掉眩，皆属于肝。"《灵枢·海论》曰："髓海不足，则脑转耳鸣，胫酸眩冒。"老年人脏腑不足气血亏虚，又瘀血明显。因此，老年人高血压的病机也多与肝、肾功能失调及瘀血阻络密切相关。辨证施治原则仍是老年高血压患者的主要治疗方式。但对血压易变异者进行中医辨证治疗时，应多强调滋肾养血。

循证调护

1. 注意起居

在高血压的治疗中患者需要保证充足的休息时间，尽量不要进行大幅度体位变换，在下床活动、如厕时要特别小心，不可保持久蹲的姿势太久，淋浴时不要将水温调得太高，淋浴时间不宜太长。

2.情志护理

从中医辨证施治原则来讲，疾病的发生发展与人的情志因素关系密切，因此应养成乐观的心态，对精神压力进行调节缓解，改善焦虑不安的心情，并根据文化素质和喜好培养兴趣，以愉快的心情将高血压疾病带来的思想顾虑消除。

保持心理平衡，对生活充满乐观和信心。老年人应该保持愉快平常的心境，不要大喜大悲、过分激动。

3.饮食护理

避免食用肥甘厚味。另可参考临床证型选择食物，燥热体质者可选莲子、藕、芹菜、苹果、梨、银耳、百合等可生津液除烦的食物；痰湿体质者，应当采取少食多餐制，多摄入容易消化的清淡食物，如白萝卜、薏米、红小豆等理气化痰的食物。

4.适当运动

养成良好的作息规律，注意劳逸结合。久坐、缺少运动锻炼早已被列入高血压发生的高危因素，合理运动已被证明有明确的降压作用。如运动强度大，时间要相对短些；如果强度小，运动时间要相对长。运动量的增加可以有效降低血压。

5.戒烟戒酒

吸烟对健康有百害而无一利，还可引起肺癌等疾病，应及时戒烟。对于高血压患者，尤其是正在服药者，应戒酒。有的老年人认为自己所剩时日无多，因此不愿意戒烟戒酒，这种想法显然是错误的。

肥胖相关性高血压

概述

肥胖是指明显超重与脂肪层过厚，是体内脂肪，尤其是甘油三酯积聚过多而导致的一种状态。

肥胖与高血压常合并存在，不仅增加血压控制难度，还促进多种心血管代谢危险因素聚集，显著增加心脑血管疾病风险。

根据肥胖的病因，可将肥胖分为病理性肥胖和单纯性肥胖。病理性肥胖病因有很多，其中库欣综合征临床最为常见，同时也是继发性高血压的重要病因。

在其他病因导致的肥胖患者中，如药物性肥胖、下丘脑性肥胖或多囊卵巢综合征、染色体异常等，也会导致血压升高，故肥胖与高血压的关系密不可分。

单纯性肥胖多与生活饮食习惯相关。肥胖与高血压发生发展高度相关，其机制与胰岛素抵抗、炎症、氧化、活动性应激、脂肪因子以及交感神经系统和肾素、血管紧张素、醛固酮系统的过度启动有关，并因肥胖程度的增加而加剧，在此基础上引起了内皮功能障碍，引起全身的血流动力学改变，导致肥胖患者血压升高。

临床症状

根据肥胖与高血压发生顺序的先后，临床上可见两种类型：一种是高血压继发于肥胖，高血压与肥胖有明确的因果关系，且减肥有助于降压，则称之为"肥胖性高血压"或"肥胖相关性高血压"；高血压先于肥胖发生，则称之为"高血压合并肥胖"。统称为"肥胖相关性高血压"。

继发性肥胖常见的症状与体征：

◆ 儿童生长、发育迟缓。

◆ 向心性肥胖、水牛背、锁骨上脂肪垫；满月脸；皮肤菲薄、瘀斑、宽大紫纹；肌肉萎缩等。

◆ 高血压、低血钾、碱中毒。

◆ 糖尿病或糖耐量异常。

◆ 骨质疏松或有病理性骨折、泌尿系统结石。

◆ 怕冷、水肿。

◆ 易感染、机体抵抗力下降。

◆ 神经、精神症状。

◆ 性功能减退，男性阳痿，女性月经紊乱、多毛、不育等。

诊断与鉴别

肥胖的诊断比较容易，肥胖相关性高血压的诊断则需排除原发性高血压及其他继发性高血压。

另外，对于肥胖的诊断，也要排除病理性肥胖，如库欣综合征、多囊卵巢综合征、甲状腺功能减退症等

表3-48　成人体重分级与标准

分级	身体质量指数
体重过轻	BMI<18.5
正常范围	18.5 ≤ BMI<24.99
过重	25 ≤ BMI<29.99
轻度肥胖	30 ≤ BMI<34.99
中度肥胖	35 ≤ BMI<39.99
重度肥胖	BMI ≥ 40

注：数据参考世界卫生组织官方网站。BMI（身体质量指数）=体重（kg）/身高（m）^{2}。

治疗

1.西医治疗

（1）减肥

对于病理性肥胖协同继发性高血压患者，治疗上应注重治疗原发疾病。对于单纯性肥胖患者，减重是减少容量及压力负荷从而降低血压的首选方式。减重的方法是实施健康的生活方式、手术减重及药物治疗。不同的减重方式

虽然均对降低血压具有积极作用，但在血压随时间延长的降低幅度和持久性上各有区别。临床应用时，需要严格评估。

胃旁路术减重为重要的临床减重手术方式。药物奥利司他、西布曲明有一定减重效果，但各有其不良作用，临床均须严格遵守使用指征。

（2）降压

降压药物对肥胖相关性高血压人群的治疗也具有重要意义。可首先考虑选用血管紧张素转化酶抑制剂及血管紧张素 Ⅱ 受体拮抗剂类，尤其是培哚普利，能有效降低超重或肥胖高血压患者血压、改善动脉结构、降低心血管疾病风险。另外，联合应用血管紧张素受体阻滞剂和噻嗪类利尿剂治疗的肥胖患者，收缩压比联合应用钙通道阻滞剂和噻嗪类利尿剂治疗明显下降。

2. 中医治疗

痰浊、血瘀是肥胖性高血压及其靶器官损害病理损害的主要原因，因此，在治疗时应兼顾痰瘀为患的标实之证。

肥胖多因喜食肥厚腻，导致脾之运化、升清功能失调，湿邪内聚。肾者主水，肾气亏虚，水邪内停。二者导致水湿内聚，阻滞气机，气滞血瘀，故肥胖多兼痰瘀内阻。治病求本，健脾补肾治其本；祛除水湿瘀血治其标，是肥胖高血压的重要治法。

处方可参考葛根芩连汤、半夏白术天麻汤化痰祛湿，加三七、红景天、丹参等。

循证调护

肥胖是肥胖相关性高血压的主要病因，控制体重是有效控制血压及其合并多重代谢紊乱的基础。肥胖相关性高血压的治疗应当兼顾血压控制、体重控制和改善代谢紊乱3个方面。

减重并非易事，持之以恒的饮食控制和适当运动十分关键。其中尤以饮食控制至关重要。

肥胖者在饮食方面首先是控制饮食的总量，简单的做法可参考如下4点：

①在目前饮食的基础上，总量减少20%，日后再减，循序调整。

②三餐分配宜早餐多、午餐少、晚餐更少。可考虑早餐需要占全天摄入量的50%、午餐占全天摄入量的30%，晚餐占全天摄入量的20%。

③晚餐宜尽早进餐，餐后不可再加餐。

④每餐进餐前宜先喝些汤或水，再进食蔬菜，接着进食鱼、蛋、肉类等，最后进食碳水化合物。

瘦人高血压

高血压多见于肥胖者，但瘦人同样会得高血压。有心脑血管病专家曾通过对正常和高血压的人群的研究发现，身材较瘦的男人最终死于心脑血管病者比血压处于相同水平的肥胖男人更多。

表3-49　瘦人高血压的特点

特点	具体分析
交感应激激素的水平升高更多	肥胖可能在一定程度上抑制机体对物理应激的激素反应
发病年龄迟	高血压的发病高峰期一般从40岁开始，而瘦人发病年龄往往会晚于肥胖者
并发症明显	血管硬化、心脏代偿性肥大等，相对也比较明显
认识误区	瘦人不认为自己会得心血管疾病，平日会忽视对血压的监测和自我保健，当发现疾病时往往已经很严重了
心理素质较差	肥胖者性格倾向于性格温和，瘦人往往在应激反应过程中更为激动，且瘦人由于末梢血管的阻力比肥胖者高，会造成血压升高，诱发心脑血管病，更容易出现心肌梗死和脑血管破裂
用药效果差	常规药物在瘦人身上产生的疗效比肥胖者差

因此，瘦人患高血压，更要密切观察和控制血压，并坚持配合降脂等治疗。

体位性高血压

概述

体位性高血压是指患者在站立或坐位时血压异常增高，而在平卧位时血压恢复正常。

血压正常人群和高血压患者在体位改变时均可出现一定范围的血压波动，这种血压波动如超出了正常范围便可出现体位性低血压或体位性高血压。

体位性高血压是一种未被充分认识的心血管系统疾病，在老年高血压人群中的发病率较高，长期体位性高血压引起的血压波动既会造成心、脑、肾等靶器官损害，又可增加急性并发症的发生率。另外，体位性高血压患者的交感神经活性增加、微血管重塑，与高血压的进展密切相关，是高血压发展中的一个重要危险因素。

体位性高血压发生机制尚不完全明确，可能与自主神经功能障碍、体位改变时交感神经系统过度启动有关，有的学者则认为体位性高血压可能属于高血压前期。

一般认为，当患者由仰卧位变为站立位的时候，心脏以下的静脉以及静脉窦会受到重力影响，淤积在静脉血管池内的血流量增多，导致回心血流量减少，心排血量降低，激动交感神经、全身小血管，导致多数小动脉长时间处于痉挛状态，产生体位性高血压。

临床症状

体位性高血压患者一般无高血压的特征，多数患者是在体检或偶然的情况下发现并确诊，部分患者可能伴有心慌、疲倦等。

体位性高血压和2型糖尿病、慢性肾病、无症状性脑缺血、脑梗死等有相关性。体位性高血压是脑白质病变和无症状脑梗死病情进展的有害因素，与血压变异性、晨峰血压、隐蔽性高血压等密切相关。体位性高血压的微血管重塑、交感神经兴奋升高是高血压发生发展的危险因素。

诊断与鉴别

体位性高血压的诊断并无统一的标准。通常认为平卧位血压水平正常，而在直立位血压升高即可诊断为体位性高血压。

多数研究以体位改为直立后，收缩压升高20mmHg，舒张压升高10mmHg为诊断标准。但一些研究也以血压升高10mmHg，甚至5mmHg为诊断标准。这种以血压增幅为标准的评鉴方法，无论基础血压和直立后血压是否符合高血压的诊断标准，均可诊断为体位性高血压。但一般认为直立后收缩压升高≥20mmHg为体位性高血压。

体位性高血压的诊断应排除继发性高血压的可能，如肾动脉狭窄、原发性醛固酮增多症、慢性肾病等导致的高血压。

治疗

1.西医治疗

体位性高血压的治疗方法不同于普通高血压。由于其特殊的发病机制，其治疗应以抑制交感神经活性为主，如 α_1 受体拮抗剂哌唑嗪可以降低血压，但与抗精神病药物合用时可增加体位性低血压风险。

体位性高血压患者经多沙唑嗪治疗后可以显著降低尿蛋白，提高肌酐清除率，因此，多沙唑嗪在控制体位性高血压同时还可预防靶器官损害。

药物治疗有利有弊，且个体差异大，宜消除影响因素，加强运动。对个别症状明显者，可服用适量神经功能调节药物、中枢及周围神经营养剂或安定类镇静剂辅助治疗。

2.中医治疗

中医涉及此病的研究不多，但如确定为体位性高血压，可参照中医学"眩晕""头痛"等进行辨证治疗。

曾有文献报道一患者酒后出现头痛，站立时明显，平卧后可缓解，疼痛呈隐痛，不能持久站立。经多方检查，排除颅脑病变，诊断为体位性高血压。中医按头痛论治，辨证为肝郁脾虚。给予调肝理脾治疗，方以天麻15g、菊花15g、郁金25g、白芍30g、党参10g、苍术15g、炒神曲15g、陈皮10g、丹参30g、葛根30g。7剂，水煎服，每日1剂。经过5次调治，症状消除，血压正常。

循证调养

检查发现有血压增高者，首先应明确是否为体位性高血压，以免不必要的治疗。但对于长者高血压患者，应注意测量立仰卧位血压，避免漏诊。

如果确诊为体位性高血压，就需要叮嘱患者在起床前进行四肢的活动，保证血液循环，避免起床速度过快，发生意外。

夜间高血压

概述

正常情况下人在夜间血压较低，白天血压有两个峰值，分别是清晨和午后，但有些高血压患者白天测量血压正常，夜间血压却很高，这就是夜间高血压。

相较于日间高血压，夜间高血压容易被忽视，须通过动态血压监测发现。夜间高血压同样对靶器官造成损害，还影响患者生存质量。

与夜间无高血压的高血压患者相比，夜间有高血压的患者伴发心、脑、肾等靶器官损害以及心血管死亡的风险增加。由于其隐蔽性，夜间血压水平的增高比昼间高血压产生的危害更为严重。有不同合并症的患者，夜间发生高血压的情况不同。如慢性肾病患者夜间高血压患病率几乎接近九成。积极控制夜间高血压，能有效延缓慢性肾病的进展以及心血管事件的发病率。

夜间高血压的发生机制通常与自主神经系统活动异常、钠排泄异常、肾素－血管紧张素－醛固酮系统活性增加有关。睡眠呼吸暂停低通气综合征、慢性肾病、抑郁症、焦虑症及2型糖尿病患者其夜间高血压的情况特别明显。

临床表现

表现为夜间血压升高，夜间高血压可能导致睡眠不佳，烦躁不安等。但也由于夜间睡眠血压偏高可能为其他疾病的症状所掩盖，如果没有进行动态血压监测，可能会被忽视。

诊断与鉴别

夜间血压通常指第1天22：00至第2天6：00之间的血压水平。

2013年欧洲心脏病学会高血压指南及2010年《中国高血压防治指南》指出，夜间（或睡眠）收缩压≥120mmHg或舒张压≥70mmHg可以判定为夜间高血压。

夜间血压升高有两种情况：日间血压<135/85mmHg，但是夜间血压≥120/70mmHg，称为单纯夜间高血压；而日间血压≥135/85mmHg同时夜间血压≥120/70mmHg，称为昼夜持续型高血压。

据此定义，可对夜间高血压进行诊断，也可与其他类型的高血压相鉴别。

治疗

1. 西医治疗

单纯夜间血压升高，由于其隐蔽性，不容易被临床识别从而得到有效的管理，也易造成靶器官的损害。鉴于隐匿性高血压已有明显靶器官损害，如微量白蛋白尿和左心室肥厚等。因此，单纯性夜间血压升高也应治疗，以免病情进展。

针对夜间高血压，可采用时间疗法治疗。通过改变给药时间来改变血压波动的节律，称为时间疗法。如将原本需要早上一次服用的所有降压药物中的一种或多种改为在夜间服用。

对于控制夜间高血压，既要改善生活方式，也要使用药物加强控制。《中国高血压防治指南2018年修订版》对夜间高血压的控制，建议尽可能使用长效降压药物，预防心脑血管合并症的发生，必要时可采用联合降压药物或调整整体用药时间，或在睡前增加降压药。

2. 中医治疗

夜间高血压患者常见证型为肝火亢盛，主要由于肾精不足，则肝体失养，肝阳偏亢，治疗时可加强平肝潜阳。

对于夜间高血压患者的治疗，应改变常规的等时间、等剂量给药方式，可施行"早夕异治法"，即早、晚服用的中药不同。

循证调护

诊断是否存在夜间高血压，对于高血压患者有很大的意义。

夜间高血压者，除了药物治疗外，还要特别重视避免夜间情绪波动。保持心境平和，勿熬夜，睡前勿喝茶，有睡眠障碍者需及时治疗失眠，热水或中药泡脚等措施对改善夜间高血压有一定的辅助作用。

在饮食方面需对盐的摄入进行有效控制，尤其是晚餐更要清淡，避免过咸。

另外，慢性肾病患者还应保持良好的心态和规律作息，避免劳累、熬夜、焦虑及暴怒。

清晨高血压

概述

清晨高血压是指清晨起床时血压升高。清晨高血压一般分狭义和广义两种。狭义的清晨高血压指血压仅在清晨时段升高，而在其他时段正常。广义的清晨高血压则是指已经明确诊断为高血压的患者，其清晨时段血压升高，而对其他时段血压是否正常则无要求，此类患者多见于新诊断或已接受降压治疗的高血压患者。

心、脑血管事件高发时段在清晨，此与清晨血压过高密切相关。脑梗死患者的死亡有一定的时间性，清晨常为其死亡的高峰时段。原因之一就是由于清晨血压升高，易诱发心律失常，从而增加了脑梗死的发病概率。

因此，高血压治疗过程中，清晨血压稳定正常十分关键。但研究表明高血压患者清晨血压未达标者人数过半。

老年人常有大动脉弹性下降、血管僵硬度增加、压力反射敏感度下降、自主神经功能失调等病理生理改变，同时多伴有睡眠障碍、焦虑、抑郁等情绪波动，因此更易于发生血压异常波动。

清晨高血压是一种多因素引发的以交感神经活性增强、肾素血管紧张素系统启动，及血管内皮功能下降为特点的血压变异现象。清晨高血压可致动脉血管僵硬度增加，引发血管炎症及易损斑块的形成，而这些因素的综合作用有可能正是清晨高血压促发心脑血管事件的重要机制。

此外，饮食、睡眠及一些疾病也会影响清晨血压升高，如晚餐盐摄入过多、熬夜、失眠、焦虑、睡眠呼吸暂停低通气综合征等。

临床症状

通常情况下，正常人血压在凌晨2：00~3：00处于最低谷，以后逐渐上升，尤其是在清晨起床活动后上升迅速；在早上8：00~9：00达到第一峰值，白天处于相对较高水平；在17：00~18：00可略高些，此为第二峰值，从18：00起开始缓慢下降。故动态血压波动曲线常呈"双峰一谷"形态。有些高血压患者清晨起床后血压迅速上升，2小时内即出现峰值，这一现象称为晨起高血压，其峰值称为晨峰血压。

诊断与鉴别

2014年《清晨血压临床管理的中国专家指导建议》中对清晨血压定义为：

清晨醒后1小时内、服药前、早餐前的家庭血压测量结果或动态血压记录的起床后2小时或早晨6：00~10：00之间的血压。如果家庭血压监测或动态血压监测清晨血压≥135/85mmHg，或诊室血压≥140/90mmHg即为清晨高血压。

对于清晨高血压的患者，必须通过有效的监测手段来了解血压状态，如必要时进行动态血压监测。

治疗

1.西医治疗

清晨高血压的西医治疗并无特殊药物，主要是分析病因，对症处理。如选用了短效药物降压治疗，可能出现药物性血压波动过大；若选用长效降压药，可能实际上降压效果不足以覆盖24小时。

清晨高血压通常有两种情况，一是仅在清晨6：00~10：00时段血压升高；另一种情况是夜间高血压延续至清晨时段。

晨起服用降压药并不是千篇一律的，如患者血压清晨时段及其余时段血压都升高，则应调整降压方案，换用长效降压药，或两种以上药物联合治疗等，使日间血压维持在一个安全水平。

对于服用短效药者，将服药时间定在晨起6：00及午后14：00，长效制剂则要求在晨起6：00服用。这样既可以防止患者由于起床后活动、排便等导致血压突然升高而引致危险，又可有效控制上午的第一个血压高峰。

如为单纯晨起高血压，则通常晨起予以适当增加降压药；如为单纯夜间高血压，则建议夜间服用降压药，或夜间加大药量。

2.中医治疗

清晨高血压中医治疗可辨证论治。临床以阴虚阳亢证为主，依次为痰湿壅盛证、肝火亢盛证、阴阳两虚证。实证或兼有实证的患者比虚证患者有更高的血压晨峰。滋水涵木，平肝潜阳为常用治法，如属于肝阳化风证以及虚风内动证，可遵循肝肾同源治则，在辨证基础上重视平肝阳、补肝肾。方药以镇肝熄风汤治标，杞菊地黄汤固本。如肝阳亢甚则加重潜镇肝阳之品；体虚则随证加用健脾补肾之品。

循证调护

1.血压监测

无论是心肌梗死还是脑卒中，清晨时段的意外发生率均高于其他时段。因此，高血压患者，尤其是老年高血压患者要重视家庭血压监测以了解是否存在清晨高血压。

2.规范用药

清晨高血压有时与用药不当有关，如选用短效降压药物；或选用长效降压药但实际疗效却不足以覆盖24小时全程血压；或药物没有按规定服用等。因此，科学规范地使用覆盖24小时的全程降压药物是降压的关键。

特别提醒：对于凌晨血压偏低的患者，要嘱其睡前不用药或尽量减小降压药剂量，以免诱发血栓；对于凌晨血压偏高者则要嘱其睡前按时服药，保持夜间血压相对稳定。

3.起床后应避免剧烈的体力活动

正常情况下，血压在运动后会有所下降，但在清晨常例外，清晨运动后甚至出现血压上升，所以晨练较其他时段心血管风险更高。

4.减缓起床动作

如早晨醒来后，不要立即起床，继续躺1分钟，然后半靠在床上1分钟，再在床边坐1分钟，起床动作要慢，起床后也不要进行剧烈活动。这样可以避免起床时因为忽然血压变化导致晕倒等意外。

难治性高血压

概述

难治性高血压是高血压中的一种特殊类型，顾名思义就是血压控制有困难的一种高血压。具体而言，是指在改善生活方式的基础上，应用了合理可耐受的包括利尿药在内的足量3种或以上的降压药治疗1个月，血压仍未达标，或服用4种降压药物，血压才能有效控制，称为难治性高血压。

随着人口老龄化以及肥胖、睡眠呼吸暂停低通气综合征、慢性肾病等疾病的增多，难治性高血压成为越来越常见的临床问题。

长期血压控制不良会导致心、脑、肾等靶器官损害，进一步诱发心、脑血管事故。因此，积极有效地使血压达标是高血压治疗的重要环节。

影响血压达标的因素颇多，包括患者的不良生活方式、患者的依从性差、药物治疗的不足或不规范，以及继发性高血压等多方面。因此在诊断为难治性高血压前，必须排除部分患者服药不规范，或没有按医嘱服药等原因所致的高血压。

表3-50 难治性高血压的常见原因

原因	特点
继发性高血压	睡眠呼吸暂停综合征、慢性肾病、原发性醛固酮增多症、肾动脉狭窄、库欣综合征、糖尿病等
不良的生活方式	肥胖、高盐摄入、饮酒等不仅能降低药物治疗疗效，而且会使血压进一步增高
精神因素	焦虑、抑郁及惊恐也常导致难治性高血压，尤其惊恐发作引起的发作性血压升高易被误诊为嗜铬细胞瘤
容量负荷过重	肾病患者，尤其是肾衰竭患者，利尿剂治疗不充分，水钠潴留严重
降压方案不合理	联合用药不合理，采用了对某些患者有明显不良反应的降压药，导致无法通过增加剂量去提高疗效
药物干扰降压作用	非甾体类抗炎药、类固醇激素、环孢素、促红细胞生成素、兴奋剂、口服避孕药、可卡因、减肥药、某些中药（如大量甘草、麻黄）等

临床症状

难治性高血压的临床症状通常会比一般高血压患者更明显，如头晕、头痛、头胀等，当然也有患者血压虽高，却无明显不适。

难治性高血压长期未能控制者，可导致心、脑、肾等靶器官的损害，从而出现相关的病症，如心脏受损则可出现心慌、胸闷、胸痛等心脏损害的表现；如脑受损，脑卒中的发生率也会增高；肾脏受损则见蛋白尿、水肿、肾功能下降等。

诊断与鉴别

可通过监测24小时动态血压，对使用3种及3种以上降压药的高血压患者进行血压监测，如果一般患者血压>140/90mmHg，糖尿病高血压患者血压>130/80mmHg，则可诊断为难治性高血压。

在鉴别诊断方面，一定要排除继发性原因导致的血压升高，如睡眠呼吸暂停综合征、肾实质或肾血管病变、原发性醛固酮增多症等疾病。此外，应排除生活方式不良、依从性差、其他药物等原因所致的血压升高。

治疗

1. 西医治疗

如果为继发性因素，如原发性醛固酮增多症、肾血管狭窄等原因所致的难治性高血压，病因治疗至关重要。

对于原发性的难治性高血压，在纠正不良生活方式的同时，还要注意降压药物的合理使用。药物选用的原则包括：停用干扰血压的药物，正确地使用利尿剂。同时注意合理地联合用药，以达到最大降压效果和最小不良反应。在药物治疗中应尽量应用长效制剂，以有效控制夜间血压、晨峰血压以及清晨高血压，提供24小时的持续降压效果。另外，必须因人而异，根据患者具体情况和耐受性，选择适合患者的降压药物。

酌情将全天用药一次分成早、晚服用，以控制全天血压。避免使用影响降压效果的药物或将其减至最小剂量。如为肾衰竭透析患者并发难治性高血压者，则应强调充分透析的重要性。

2.中医治疗

难治性高血压按其临床特点属于中医"眩晕""头痛"等范畴。其发生多与先天禀赋、饮食不节、情志失调、内伤虚损等因素有关。发病早期多见肝阳上亢型，发病中期多见气虚痰湿型，发病后期多见肾虚血瘀型。

肝阳上亢型，多因患者情志失调，肝郁日久则可化火，肝火旺盛，阴虚阳亢。患者多表现为头痛、头晕，每因恼怒而头晕、头痛加重，面部潮红，遇事急躁而且易激怒，舌红苔黄，脉弦。治以清热泻火、平抑肝阳，方用天麻钩藤饮加减。

气虚痰湿型，常见形体肥胖，眩晕，头重如裹，胸闷恶心，食少，多寐，倦怠乏力，舌淡红、苔白腻，脉濡滑，常伴高脂血症，治以益气健脾、和胃化湿，方用半夏白术天麻汤加减。

中医认为久病必瘀，久病必虚，长期高血压，尤其是年长者，肾亏严重，血脉硬化，血行不畅，令血压更难控制。《血证论》曰："瘀血化水，亦发水肿，是血病而兼水也。"瘀水互阻，络脉不通，可见头晕头痛、肢体麻痹。瘀水互结又可见水肿。治以补肾利湿、活血通络。方用六味地黄汤合当归芍药散加减。六味地黄汤滋肾益精，当归芍药散活血化瘀、疏肝健脾利湿，可加牛膝、地龙、水蛭以加强活血通络之力。

循证调护

首先需要查找导致血压难降的原因，对因治疗。其次，改善不良生活方式，措施主要包括：减轻体重，戒烟戒酒，限盐等。并注意高纤维、低脂饮食。

另外，要增加体育锻炼，避免通宵工作或娱乐等。同时注意心理调节，避免情志过于紧张，要减轻精神压力，保持心理平衡。

如有某些导致血压难治的疾病，如肥胖、糖尿病、血液高凝状态、睡眠呼吸暂停综合征等，必须加以治疗。

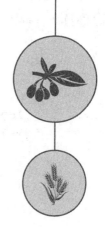

第四部分

高血压的
养生调护

饮食的基本原则与药膳调养

基本原则

《管子》："饮食节，则身利而寿益；饮食不节，则形累而寿命损。"葛洪："善养性者，食勿过饱，衣勿过暖。"《备急千金要方》："善养性者"；"食欲数而少，不欲顿而多"；"常欲令饱中饥，饥中饱耳"。

低盐饮食

1.合理限盐

盐的摄入量与高血压的发生、发展密切相关。一些高血压患者，虽服大量降压药物，但血压还是难以控制，这常与高盐饮食有关。

盐摄入过多，肾脏不能及时将过多的盐分排出体外，导致体内水、钠潴留，细胞外液量和循环血量将增加，直接使血压升高。高盐饮食本身还可引起神经内分泌活动增强以及血管内皮细胞功能受损，也是致残和致命的出血性脑卒中的主要原因。此外，长期高盐饮食还可引发肾脏疾病，加重糖尿病、哮喘等疾病，使骨质疏松，甚至骨折，更甚的还能诱发胃癌等疾病。

低盐饮食有利于预防高血压等心、脑血管疾病的发生。对于无明显靶器官受累的高血压患者，低盐饮食可延缓靶器官损害的发生；对于已有心、脑、肾、眼底受累的高血压患者，低盐饮食可减轻临床症状，加强降压药物的疗效。

但也不是说盐摄入越少越好，也不是所有人任何时候都需要采取极为严格的低盐饮食方案，大量出汗的人及重体力劳动者可适当增加盐摄入量。即使是高血压、肾病患者，也不可矫枉过正，过度限盐会导致低钠血症、低血压、神经兴奋性降低，严重者会出现脑水肿甚至死亡。

2. 隐形盐分

低盐饮食除了减少烹调所加的盐之外，还要特别注意避免食用一些高钠食物或调味品，如酱菜、腌制品等。

表4-1　常见高钠食物及调味品

生果类及坚果类	话梅、加应子、陈皮、咸姜、用盐炒过的坚果
腌制过的蔬菜类	榨菜、梅菜、咸酸菜、酱瓜等罐头蔬菜
加工腌制的鱼、肉类	腊肠、腊肉、腊鸭、盐焗鸡、酱油鸡、烧味、卤味、火腿、腌肉、咸鱼、咸蛋、皮蛋
饮品	功能饮料
点心、零售	烧卖、叉烧包、虾饺、萝卜糕、方便面、薯条、咸饼干、虾条等
调味品	盐、蚝油、茄汁、酱油、味精

3. 低盐技巧

对于已经习惯了重口味饮食习惯的人来说，短时间里采取低盐饮食，可能觉得食物味同嚼蜡，难以下咽。如下建议，可以做到低盐饮食，又不失好味道。

◆ 食材新鲜。使用新鲜食材，不用加入很多调味品，如一些青菜可以清水煮，本身就好吃。煮汤尽量使用天然食物，如香菇、海带、鱼干、紫菜等，这些食材比较清淡，也有其独特的风味。不过如肾功能较差而血钾偏高者则需要慎用。

◆ 集中加盐。如果一餐吃到多于一道菜时，可以把盐集中到其中的一道菜中，使得一道菜稍咸些，其他菜不加盐或尽量少加盐。

◆ 去汤。少喝汤，特别是菜汤和面汤。

◆ 烹后撒盐。做菜时先不要放盐，起锅时才把盐直接撒在菜上，以减少盐的用量。

◆ 酱油加水稀释。使用低盐调味品，如用酱油代替盐，或将酱油加水稀释后蘸食物吃。但需要注意避免既用酱油又用盐。

◆ 使用小盐勺。

◆ 减少外出就餐的次数。

◆ 改变高盐饮食习惯。尽量少吃腌制品，避免早餐喝粥、吃馒头时佐太多的咸菜。

◆ 避免吃零食。舍弃经常吃咸鱼干、鱿鱼丝等零食的习惯，培养吃新鲜蔬菜及适量水果的习惯。

◆ 改变调味品。如炒菜时不加盐，而是加醋、生姜、大蒜、辣椒、胡椒、芥末、八角、五香粉、柠檬汁调味，有时还可用香草、紫苏、薄荷等来调味。既不影响食欲，又能减少食盐量。

低脂饮食

1. 合理低脂

高血压对血管有严重的影响，最终会导致血管硬化，如果患者合并有高脂血症，则加重了血管的损害。饮食油脂过多，除了会造成脂肪堆积导致肥胖以外，还会增加饱和脂肪酸摄入量，使人体氧化负担过重，致使一氧化氮生物活性降低，导致血压增高，对血管造成损害。

低脂饮食是指饮食低油脂成分，低脂饮食的原则是"素多荤少"，注意多摄取五谷杂粮和各类新鲜蔬菜、水果等。

具体来说，每人每天植物油摄入量应不超过25g。低脂饮食除了要控制脂肪用量，还要注意烹调时油温不要太高，以免产生有害物质。植物油最好选择不饱和脂肪酸含量较高的，比如大豆油、玉米油、葵花籽油、橄榄油等。

低脂饮食很重要，但不可绝对化。如果长期摄入不足，则会出现营养失衡。其实，脂肪也是机体必需营养素之一，长期摄入不足会损害健康，引起营养不良、免疫力低下、内分泌与代谢紊乱、脂溶性维生素和矿物质缺乏等症状。

2.食材选择

高血压患者应减少饱和脂肪的摄入量，尤其要减少食用动物性脂肪如猪油、肥肉、黄油、动物皮等。但要注意适当摄入不饱和脂肪酸，建议适当摄入富含单不饱和脂肪酸的橄榄油、大豆油、葵花籽油和坚果类食物等，以及鲑鱼、金枪鱼等鱼类。

在选择肉类食物时应多选"白肉"少选"红肉"。白肉通常指的是鱼、家禽类肉，红肉通常指猪、牛、羊肉。白肉脂肪含量相对较低，不饱和脂肪酸含量较高，特别是鱼类，含有的不饱和脂肪酸较多，对于预防血脂异常、高血压具有重要作用，因此高血压患者应首选白肉。

红肉，尽量选脂肪少的瘦肉，避免选择五花肉。尽量避免食用腊肉、香肠、咸肉等高盐的加工肉制品。常见瘦肉的脂肪含量由高到低分别为猪瘦肉、牛瘦肉、羊瘦肉。

3.合理烹调

合理的烹调方式可减少脂肪的摄入。

（1）多蒸煮，少煎炒

烹调方法尽量使用蒸、煮、凉拌，少煎、炒，尽量不要用油炸的方式烹饪食品。另外，高温不仅会破坏食物中的营养成分，还会产生毒素和致癌物。

（2）先炖煮，再去油

肉类用小火炖煮较长时间，可以使脂肪溶入汤中，从而减少肉中脂肪的含量。同时肉中的胆固醇也会随脂肪进入汤中。等烹调完毕后，可以将汤中的油脂撇出，再吃肉喝汤，就可以减少脂肪和胆固醇的摄入。

（3）荤素菜，多搭配

新鲜蔬果是平衡膳食的重要组成部分。蔬果是维生素、矿物质、膳食纤维营养物质的重要来源，水分多能量低。选择富含膳食纤维的蔬菜与肉类搭配可以降低肉食中的胆固醇，如海带炖肉、辣椒炒肉等。黄豆中的植物固醇及磷脂可降胆固醇，辣椒中的辣椒素可以减肥。此外，魔芋、木耳、豆腐皮等都是降低胆固醇的好食材。

部分高血压患者，为了减肥，过度食素，这不一定有必要，因为健康饮食关键在于营养均衡。胆固醇是人体细胞膜不可缺少的物质，对维持细胞膜的正常结构、神经的传导都有重要作用。如长期不合理素食，胆固醇摄入过少，可导致营养不均衡，增加心血管疾病的发病率。

4. 低脂食物

高血压患者应尽量选择低脂食物，常见的低脂食物如下表。

表4-2　常见低脂食物

食物	功能应用
糙米	含有丰富的纤维质和多种维生素，可以促进肠胃的蠕动。适合便秘、肥胖、糖尿病者
薏仁	健脾止泻、利水消肿、疏筋止痛
黑芝麻	强健筋骨、润肠通便、黑发乌须、益气补血
核桃仁	敛肺定喘、化痰止咳、润肠通便、补肾固精
白果仁	也称银杏果仁，化痰平喘、清浊止带，可用于小儿气喘病或蛋白尿，妇女白带过多、尿频等
山药	固肠胃，止泻痢，增强呼吸道的抗病能力
莲子	固肠止泻、涩精止带、益气力，可用于消化功能不佳常腹泻者，或妇人带下疾病
百合	清心安神、养阴润肺，适合神经衰弱常心神不宁者，或咽干不舒常干咳者
紫菜	化痰软坚、清热利尿、养心和血，适合神经衰弱，情绪容易紧张的人
海带	清热润燥、消肿散结，用于预防动脉硬化，降血压，治疗便秘

低糖饮食

高血压患者如果摄入过多的糖分，体内就会产生大量热量，当其超过生理需要时，剩余部分就会转化为脂肪而储存在体内。体内过多的脂肪堆积，会使身体发胖，而肥胖正是高血压的一大诱因。

所以，高血压患者一定要限制糖的摄入，少吃甜点、蛋糕等高糖食物。另外，应该合理减少饮食结构中的碳水化合物总量，并建议每餐进食时，先喝汤或喝水，再吃菜、肉类等，最后才吃饭。这样对稳定餐后血糖及减轻胰岛素抵抗等有较好的作用。

减少额外糖分摄入的注意点：

◆ 尽量不喝含糖饮料。

◆ 避免食用甜品。

◆ 烹调时避免加糖。

◆ 在选购包装食品时，要先看看食品营养标签，尽量选择低糖食品。

◆ 市场上的普通酸奶含有较多的蔗糖，不宜过量食用，应尽量选择原味酸奶、无糖酸奶。

◆ 选对烹调方法，降低食物生糖指数，并选择升糖指数低的食物。

适度补钙

钙不仅可以使骨头强健有力，对软组织也有益。适当补钙还可以保持血压稳定，因为血液中的钙可以强化、扩张动脉血管，同时还可以增加尿钠排泄，减轻钠对血压的不利影响。

富含钙的食品首推乳制品，此外，葵花子、黄豆、花生、核桃、鱼虾、蒜苗、海带、紫菜等食物也是补钙的不错选择。

维生素D是钙的最佳搭档，也是重要的代谢调节因子，可以通过调节体内钙离子的浓度，进而对血压产生影响。反之，维生素D缺乏则不利于钙的吸收，会显著增加患高血压等心血管疾病的危险。因此，在日常饮食中要注意适量多吃一些富含维生素D的食物，如海鱼、蘑菇、鸡蛋、瘦肉和坚果等。

有些饮食与生活习惯会影响钙的吸收，如摄入盐分太多，过食富含草酸的食物，长期大量饮用碳酸饮料及吸烟、饮酒等。而适当晒太阳能改善钙代谢。

合理补钾

体内钾和钠的吸收有一定的竞争性。如血钾适当提高，可以抑制钠的吸收，并促使钠从尿液中排出，降低体内钠含量；同时，还可以对抗钠对高血压的不利影响，对血管有防护作用。

含钾高的食物有蘑菇，此外还有马铃薯、橙、香蕉、樱桃等。

肾衰竭患者常有血钾升高，故应该避免食用高钾食物。高血压患者必要时需要检查肾功能和血钾水平，以免错误补钾。

另外，有些高血压患者使用利尿药以利尿降压，这样会使其排尿量增多，使钾的流失量增大，易发生低钾血症，所以，服利尿药治疗高血压期间，应及时合理补钾。

膳食纤维

膳食纤维具有调节糖类和脂类代谢的作用，能结合胆汁酸，避免其合成胆固醇沉积在血管壁，从而防止动脉硬化。此外，膳食纤维还能有效预防便秘，避免因便秘引起的血压升高。

粗粮富含膳食纤维，因此日常饮食不要吃得过于精细，要粗细杂粮合理搭配，比如用全麦粉和小麦粉一起蒸馒头，用豆类和大米混合起来蒸饭、煮粥等。

水果及菠菜、芹菜、油菜等蔬菜，红薯、芋头等薯类，都含丰富的膳食纤维，建议适当多吃。在保证食品卫生的情况下可带皮食用水果，可以增加膳食纤维的摄入量。

药膳调养

主食类

高血压患者的饮食，一般来说应以粗茶淡饭为主，避免食量过多，避免过咸、过油等为原则。

在主食方面，应该多些粗粮，膳食纤维对高血压的好处有很多，如改善血管弹性，防止便秘，控制热量摄入等，这些对控制血压都有很好的效果。

粗粮的范围很广，还包括全麦、全稻这种未经精加工的米和面，以及红豆、绿豆等杂豆类，红薯、紫薯等薯类等。粗粮具有较高的营养价值，在日常饮食中应适量摄入。

在食用主食时，注意以下这些细节，有助于控制血压。

1. 少盐碱，勿加糖

发酵馒头、发糕、包子类主食中，有时会添加碱，这在无形中增加了钠的摄入量，最好少吃这些主食，或是改用酵母粉来制作。

在粥里加碱可使米粥更黏稠、润滑，但此举会破坏其中的维生素等营养成分。有人嫌白粥味道太淡，喜欢在粥里面添加白糖、盐等调味，这对高血压患者来说是非常不可取的。

2. 多蒸煮，少煎炸

主食面类、薯类等宜以蒸煮为主，避免煎炒。如尽量少吃油条、油饼等煎炸类食物，薯类在烹煮时避免调味水煮，而采取蒸、清水煮、烤等方式，比如烤红薯、蒸土豆等方式，这样能减低食物的升糖指数，减少油盐等食物添加品。

3. 宜多样，勿单一

高血压患者在选择主食时，尽量避免进食单纯的白面馒头、白米饭，最好添加一些玉米面、荞麦面、小米面、糙米、红豆、绿豆等杂粮，这样能降低食物的升糖指数，有利于控制血压。

蔬菜类

高血压患者应多吃蔬菜。各种蔬菜的作用虽各有长处，但总体上大同小异，很多家常菜如白菜、青菜、萝卜等都能吃，食用蔬菜的关键点在于多样化、合理烹煮，尤其注意低盐，根据体质及病症特点选择蔬菜。

如脾胃虚寒，容易胃痛、腹泻者，则寒凉类蔬菜（如白萝卜、苦瓜等）尽量少些，或在烹煮时加生姜。

如肾衰竭血钾升高者，则要适当减少蔬菜摄入，且烹煮时宜水煮后去汤食用，这样能减少钾的吸收。

表4-3　适合高血压患者的常见蔬菜

蔬菜	功效
冬瓜	利水消肿、清热生津，适合小便不利，容易水肿和肥胖者
苦瓜	清热解毒、生津止渴，适合易上火者，如火气大、便秘、口臭等
大白菜	清热退火。易上火者、虚寒寒性体质者少食用，若爱吃可多加一些生姜
豆芽菜	富含维生素，营养丰富
韭菜	温中补虚、促进食欲，适合体力不济者
大青葱	散寒解表、通阳气、预防感冒，适合手脚冰冷、容易感冒者
西洋芹菜	平肝降压、清热利尿、消脂，适合体胖、血压高或血脂高者
芦笋	清热退火
洋葱	助消化吸收，促进食欲，消除疲劳，增强体力
西红柿	助消化，防便秘，胃酸过多者不宜生吃过多，容易造成胃痛
萝卜	宽中下气、消积化滞，适合血脂过高、习惯性便秘或有脂肪肝的人
金针	补血安定神，适合贫血和神经衰弱者
黑木耳	防便秘，尤其适合于防治高脂血症、血管硬化者
白木耳	养阴润肺，适合常声哑或咽干咳嗽者
菇类	如香菇、洋菇、金针菇、蘑菇等。富含多糖体，能提高身体免疫力，改善虚弱体质
竹笋	改善虚弱体质，适合虚弱和肥胖体质者
魔芋	清胃通便，低热量及低升糖指数，适合肥胖、糖尿病及高血脂者
豆腐	清热，蛋白质含量高，营养丰富而能量低

汤水与食疗

芹菜、芋类、苦瓜、黄瓜、绿豆、黑木耳、洋葱、海带等都可根据个人的习惯制作成食疗汤水。

表4-4　常用于高血压的汤水与食疗

汤水与食疗名称	食材
银耳羹	干银耳、鸡蛋
薏米冬瓜瘦肉汤	猪瘦肉、冬瓜、薏米
苦瓜玉米西红柿瘦肉汤	苦瓜、西红柿、瘦肉、玉米
香菇银耳肉丝汤	猪瘦肉、鲜香菇、干银耳、鸡蛋
海带排骨汤	猪排骨、水发海带
薏米冬瓜瘦肉汤	猪瘦肉、冬瓜、薏米
苦瓜玉米西红柿瘦肉汤	苦瓜、西红柿、瘦肉、玉米
黄豆焖瘦肉	黄豆、瘦肉
胡萝卜木耳炒瘦肉	胡萝卜、水发木耳、瘦肉
清炒西蓝花	西蓝花、胡萝卜

水果

鼓励高血压患者适当进食水果的原因是多方面的，如水果含钾高，有助于排除多余的盐分及抑制肾素的活性，有助于降低血压；另外高血压患者常合并便秘，而水果多有助于通便，适当进食水果常可预防便秘，避免因便秘诱发心脑血管意外等。

很多水果都适合高血压患者，但不要过量，例如香蕉、柚子、猕猴桃、橘子、葡萄等，高血压患者食用都有益于健康。但要注意如有胃肠不适、糖尿病或有肾功能不全合并高钾血症者，则不宜过多。

饮水

一般来说，对于正常人。每天尿量在2000ml左右，若温度到30℃左右时，每天会多丧失1000ml水分，因此在这个温度下，每天应补充3000ml左右的水，如何天气凉爽或者长时间待在空调房内出汗甚少，则饮水量需要减量。另外也可以把小便是否清澈作为评价一天喝水量的粗略指标。

运动、出汗后应多饮水，以免尿液过分浓缩，尿液中晶体沉积。虽然果汁、汤和牛奶都能作为辅助饮料，但是温开水仍然是补充身体水分的最好选择。夏天天热，出汗多，应多喝水。很多人平时不注意喝水出汗又多，尿液浓缩，尿液中的一些结晶体，容易沉积产生结石。

缺水还容易导致血液黏稠，在血流减慢的情况下容易导致血栓形成。有的患者早上血压特别高，原因之一就是因晚上少饮水而导致血黏度大，血管阻力增高，进而起身时血压偏高，晚上适当增加饮水量则能改善这部分患者的晨起高血压。

另外，高血压患者剧烈运动后的饮水也要注意。如运动时产生很多热能，体内的器官处在比平时热能多的"高热"之中。此时如饮用冷水，会使胃、肠等器官及其血管遇冷而急剧收缩，很容易引起消化系统的不适，可能会诱发胃肠痉挛、腹泻、呕吐等胃肠道的疾病；对心脏、肾脏也有一定的损伤。同理，需要避免冰西瓜、冰淇淋、冰饮料等冷食，正确的方法是运动后稍事休息，擦擦汗，再喝温水，而且一次不宜喝得太多。

硬水所富含的钙、镁离子是参与血管平滑肌细胞舒缩功能的重要物质，如果缺乏，易使血管发生痉挛，可引致血压升高。因此，有时可适当饮用天然矿泉水。但饮用过多的硬水也会加重肾结石的风险，故应适当饮用。

饮茶

适当喝茶有益健康，对高血压有益。茶叶中含有的茶多酚可以增强血管弹性，能降低血液中胆固醇、甘油三酯及低密度脂蛋白。茶叶中含有少量茶碱、黄嘌呤，其利尿作用对治疗高血压有利。茶叶中的维生素等能防止动脉硬化。茶叶中所含鞣酸还具有消食和解油腻的作用。

茶叶中含有咖啡因等物质，能使心率增快、心脏输出量增加而引起血压升高。生活中有些人饮茶后有头晕、头痛的反应，可能就是血压升高导致的。

因此，高血压患者忌饮浓茶，尤其是高浓度红茶。红茶中所含的茶碱量很大，可以引起大脑兴奋、失眠等，可加重血压升高。如果有睡眠障碍者，一般来说应避免晚上喝茶，以免影响睡眠。

在各类茶叶中，绿茶咖啡因含量最低，茶多酚较多。高血压患者可适当饮绿茶，但不要喝浓茶。咖啡因本身能使血压上升，若是再加上情绪紧张，对高血压患者来说就更危险了。

在工作压力、不良情绪的作用下，咖啡因会把血压推高至有损健康的程度。高血压患者喝富含咖啡因的饮料要慎重，尤其要避免在工作压力大、情绪紧张的时候喝。

药茶

适当饮用针对高血压及合并症的茶饮，对缓解高血压症状及改善血管状态有一定帮助。但这一类茶饮多数偏凉，对于脾胃功能虚弱、易腹泻者，或胃酸偏多者均不宜。有的药茶虽然适合饮用，但也不宜长期饮用。要选择适合自己的药茶。

1. 杞菊山楂茶

组成：枸杞子10g、菊花15g、决明子5g、山楂15g、绿茶10g。

制作：以上药物放到一个杯子里，用开水冲泡，代茶饮。

功用：清肝明目。可用于高血压伴眼干目涩、头晕、头痛者。

2. 银杏丹参酸竹茶

组成：银杏叶6g、丹参30g、酸枣仁10g、玉竹15g。

制作：以上药物一起放在杯子中，用开水冲泡，盖上盖子，焖30分钟，代茶饮。

功用：有活血化瘀、养心安神的作用。用于高血压患者口干、心烦、不寐者。

3. 夏枯草决明子茶

组成：夏枯草10g、炒决明子10g、绿茶5g。

制作：三药一同放入大号杯中，加开水冲泡，加盖焖15分钟。代茶频频饮用，一般可冲泡3~5次。

功用：清肝明目、润肠通便。用于高血压面红多油、头脑胀痛、目赤口苦、急躁易怒、尿黄便秘者。

4. 三七饮

组成：三七粉3g。

制作：先将三七用清水快速洗干净，用干净布抹干后晒干，研碎成细粉，每日3g，用温开水冲服。

功用：活血化瘀通络。适合高血压、高脂血症有瘀血证者。

5. 四味饮

组成：三七、西洋参、石斛、人参打粉冲服。

制作：以上药物各等份，粉碎成极细末，每次服用3克，每日1~2次。温水饭前冲服。

功用：益气养阴活血。适合高血压、糖尿病症见口干、倦怠舌暗者。

6. 山楂杜仲三七参枣茶

组成：山楂10g、杜仲10g、三七5g、西洋参10g、酸枣仁15g。

制作：把以上药物放在砂锅中，煮开并保持沸腾5分钟。然后反复冲开水，代茶饮。

功用：补肝肾，强肋骨，益气养阴，养心安神。用于长期高血压患者，有身痛乏力，口干，睡眠难安及骨质疏松者。

7. 菊槐茶

组成：菊花10g、槐花10g、绿茶3g。

制作：三味共放茶杯内，冲入沸水，加盖浸泡10分钟，代茶饮。

功用：平肝清热。适合早期高血压症见头痛、头晕、目赤肿痛者。

8. 桑叶罗布麻茶

组成：桑叶15g、罗布麻10g。

制作：药以沸水冲泡15分钟后即可饮用，代茶饮。

功用：清热平肝潜阳。适用于高血压症见头晕目眩、烦躁不安，属肝阳上亢者。

9. 西洋参枸杞寄生茶

组成：西洋参15g、枸杞子15g、桑寄生30g。

制作：以上药物水煎，代茶饮。

功用：补肝肾、强筋骨、养阴润燥。用于高血压肝肾不足者，症见腰膝酸痛、头晕目眩、双目干涩、视物模糊、大便偏干者。

日常生活方式

循证医学是强调证据的医学，强调个体化原则，这与中医所说的辨证施治、辨证护理、辨证饮食等观点是一致的。

由于高血压是慢性病，在高血压病管理过程中，难免要强调到忌口，或饮食上的某些限制。

循证调护的宗旨在于培养一种习惯，一种有益于健康的习惯，包括合理节制的饮食习惯、持之以恒的运动习惯、心平气和的性格习惯、规范系统的就医习惯等等。正所谓"少成若天性，习惯成自然"。

高血压如果该用药而不用，或过早、过度地用各种降压药，而忽视了生活方式的改变，是不全面甚至是错误的。高血压的控制应将关注重点从药物治疗转向生活方式的改变，如合理饮食、减肥、减少盐的摄入量、戒烟、戒酒、合理运动等。

有序作息

《素问·上古天真论》曰："法于阴阳，和于术数，食饮有节，起居有常，不妄作劳，故能形与神俱，而尽终其天年"意思是日常养生应顺应时节变化、起居有常、饮食有节、劳动有度。避免过早或过迟睡觉，也避免过早起床。

长者晨起时，应特别注意一些动作，以避免出现体位性低血压而造成意外。一般建议：

- ◆ 醒来睁开眼后，平卧1分钟。
- ◆ 在床上坐1分钟。
- ◆ 双腿下垂床沿坐1分钟。
- ◆ 站稳后再行走。

尽早戒烟

吸烟对血压的影响很大，因为烟草中的尼古丁、烟焦油、一氧化碳、氨及芳香化合物等有害成分会进入体内，长期吸烟会逐步造成血管内皮细胞受损，肾上腺素分泌增加，使血压升高。此外，香烟中的一些化学成分还有收缩血管等效应，导致血压进一步升高。

对于高血压患者，烟草还会使机体对降压药物的敏感性明显降低，使抗高血压药物治疗难以获得理想效果。即使加大用药量，治疗效果也比不吸烟者差。因此，高血压患者应及早戒烟。

戒烟技巧：

◆ 犯烟瘾的时候，通过刷牙、吃口香糖、喝水等方式来缓解烟瘾。

◆ 为自己安排一些喜欢的体育活动，如游泳、跑步、钓鱼、打球等，既可以缓解压力，又可以转移注意力。

◆ 丢弃和吸烟相关的东西，如香烟、烟灰缸、火柴、打火机等。避免见到这些引起吸烟欲望的物品，且要远离经常吸烟的场所。

◆ 注意避免被动吸烟及戒除电子烟。

表4-5　吸烟对身体的害处

作用靶点	机制
交感神经系统	释放儿茶酚胺，导致心跳增快、血管收缩血压升高
小动脉	小动脉平滑肌变性，小动脉硬化，血压升高
血管内皮细胞	血管壁毛糙，血栓形成，血管硬化、堵塞
心脏	冠心病、猝死概率增高

镉具有很强的生物毒性，它可通过吸烟、饮食、呼吸等方式进入人体，并在人体内积累。镉在人体内积累后不但能导致骨骼畸形、肾脏损伤和癌症的发生，而且还能导致机体脂代谢紊乱，而脂代谢紊乱会导致心脑血管疾病的发生。

尽量戒酒

酒不仅会使血压升高，而且增加热量的摄入，还会引起体重增加，饮酒量与血压水平呈正相关，饮酒越多者，血压水平（尤其是收缩压）就越高。酒精还会降低抗高血压药物的疗效。因此高血压患者，尤其已经服用降压药治疗者，宜及时戒酒。

过多的酒精还会伤肝脏，所以高血压患者应戒酒而不是仅仅限酒。

另外，酒精还会影响降压药物的降压压作用，临床观察到即使少量饮酒，对血压的控制及整体的健康也极为不利，因此。高血压患者不论血压是否控制良好，都建议尽量戒酒。

心理调护

《素问·上古天真论》云："恬淡虚无，精神内守，病安从来。"也就是保持心境的平淡与宁静，则能预防疾病。《备急千金要方》曰："善养性者则治未病之病。"为了保持良好的心境，古人总结出不少行之有效的方法。

1. 仁者寿

仁者寿的意思就是怀有仁爱之心，胸怀宽广的人容易长寿。仁是孔子思想的核心内容，"仁"的基本思想是"己所不欲，勿施于人""己欲立而立人，己欲达而达人"。"仁"以"泛爱从众"为宗旨，仁者，因其心境常处于欣慰和宽松状态，而非处于愤恨、懊恼和作奸犯科后的恐惧之中。故孔子云："君子坦荡荡，小人长戚戚。"

2. 德为本

德的含义是很广的，《荀子·劝学》："积善成德。"指德的核心是做善事。

具有较高的道德水平对健身祛病无疑是有益的。《素问·上古天真论》认为，按人类自然寿命，可以"春秋皆度百岁而动作不衰"。要做到这一点，则应遵循一些养生原则，其中最重要的一个环节是"德全不危"。唐代著名医家王冰注释："德全角全。"意思是道德健全身体才能健全。

3. 意志坚

高血压的治疗除了药物治疗之外，还要坚持基础治疗，包括持之以恒的饮食控制和合理的运动等。这很大程度上由患者的意志决定，意志包括选择健康的生活方式，但有时因为忙碌而无法实现。

高血压又常多发于年富力强的中年人，忙碌是不调整生活方式的一个绝好的借口。因忙碌而忽视健康者确实非常普遍。香港大学佛学研究中心衍空法师曾对"忙"作了精辟的解释，认为人不可"忙"，因为"忙"字的汉字结构是竖心旁加上一个"亡"字，"忙"意味着"心死"。

4. 情志调

应激类生活事件在脑中风的发生、发展和预后过程中起着重要作用。

应激类生活事件，如亲友亡故、外伤、失业、家庭纠纷等，都极易导致严重的应激反应而引发心脑血管意外。健康的心理素质可缓解应激事件诱发高血压急性事件，如脑中风、心肌梗死等危险。

家人支持

没有家属的理解和支持，高血压的防治就不易获得最佳效果。家人对待高血压患者要避免两种极端态度，其一是不闻不问，放任自流；其二是过于苛求，精神紧张。

高血压的发病很大程度上与饮食有关，家属一定要了解自己亲人的健康情况，在就诊时尽量陪同，多了解一些疾病预防与调理的知识与技巧，才能在患者饮食、运动、作息等方面给予配合。

长期的高血压易导致高血压患者产生不良心理情绪，这些不良情绪易造成血压的波动。因此家属应该多给患者一些积极、健康向上的鼓励。

家属应尽量帮助患者养成规律的生活习惯，注意合理饮食、劳逸结合，保证充足的睡眠等。这些措施有助于调节血管张力、降低血管的紧张度、减轻微血管痉挛等，有助于血压的下降。

高血压是一种慢性病，需长期治疗，必须按医嘱坚持服药。只有持之以恒，才能控制血压，减少并发症。家属应督促患者按医嘱服药，不得擅自更改用药时间，加量、减量或停药等，如出现血压波动，应立即就诊。

适当运动

《千金翼方》曰："动则不衰，用则不退。"适当的运动会促进全身气血运行，肝气条达，脾气健运，无痰湿之阻，从而达到调节脏腑，祛病延年的目的。

适当的运动可改善高血压及其预后，不合理的运动则可能加重病情。

血管内皮功能障碍是高血压发生、发展的重要机制。已有研究证实，有氧运动能改善高血压患者的血管内皮功能，使血管张力下降，血压降低。

运动的好处

运动不仅对高血压、心脏病等慢性病的预防和治疗有帮助，且可促进身心健康、提高生活质量。患者应根据具体情况加强体育锻炼，并持之以恒。

表4-6　运动对高血压患者的好处

运动的益处	具体功效
改善心情	对焦虑、抑郁有较好的舒缓作用，可减少压力、改善负面情绪
改善身体状态	如控制体重、强壮肌肉、骨骼、改善皮肤功能，并改善脑力
降低血压	有效降低中青年高血压患者的血压
提高心肺功能	改善中年高血压患者的心肺功能
提高生活质量	增强免疫功能，提高体能状态，减少老年患者感染疾病的机会
减少对药物的依赖	减少用药，减少药物的副作用

运动注意事项

运动形式多种多样，高血压患者可根据体能、兴趣爱好及时间安排等选择。运动需量力而行和循序渐进，切忌超过体能的过度运动。老年高血压患者，如果一般状态差或体质差，或有其他严重并发症者，不可勉力运动，以免发生意外。

合理运动对稳定血压有很好的作用，不恰当的运动，可能导致身体受伤，甚至出现危险。

一般来说，轻度高血压患者，其运动一般无特殊限制。但严重高血压未得到控制者，或老年人高血压，或严重肥胖者高血压等，在选择运动时均需留意，不可过量。如有下列情况者，通常不宜大运动量的运动：

◆ 血压过高未得到合理控制或血压不稳定者，可选择散步等强度较低的身体活动。

◆ 出现严重并发症者，如眼底出血或较为严重的肾功能不全、心力衰竭等。

◆ 年纪大、一般状态差者，或有其他明显的合并症，如关节严重退行性病变等。

表4-7 不宜剧烈运动的病症

不宜剧烈运动的疾患	勉力运动可能导致的后果
未获良好控制的严重高血压	血压更高诱发脑血管意外
心功能差	诱发心力衰竭、猝死
头晕、颈动脉硬化	可导致晕厥
眼底病变	诱发或加重眼底出血
严重肥胖	加重心脏负担，诱发心力衰竭
中风脑出血	加重脑出血

运动方式

1. 有氧运动

有氧运动也叫有氧代谢运动，是指人体在氧气充分供应的情况下进行的体育锻炼。

有氧运动方式包括步行、慢跑、快步走、骑自行车、太极、八段锦、体操、游泳等。

有氧运动后，多数情况下血压会降到静息血压水平以下，这种生理反应被称为运动后血压降低。运动后血压降低可持续24小时左右。与抗阻运动相比，有氧运动的好处在于可提升氧气的摄取量，能更好地消耗体内多余的热量。特点是强度低、持续时间较长。要求每次锻炼的时间不少于1小时，每周坚持3~5次。通过这种锻炼，氧气能充分酵解体内的糖分，还可消耗体内脂肪，增强和改善心肺功能，预防骨质疏松，调节心理和精神状态，是健身的主要运动方式。虽然有氧运动是高血压患者的首选运动方式，但由于时间限制，许多患者，尤其是年轻患者较少坚持运动。

2017年《美国成人高血压相关指南》及2018年新修订的《中国高血压防治指南》都推荐了有氧运动作为高血压的治疗方式。

2. 抗阻运动

抗阻运动指的是肌肉在克服外来阻力时进行的主动运动。抗阻运动能恢复和发展肌力，广泛应用于各种原因所致的肌肉萎缩。

抗阻力训练的方法有操练杠铃或哑铃、俯卧撑、练习健身器械和拉弹力带等方式，适用于不宜进行剧烈运动的高血压患者。

运动血压

正常情况下，随着运动量增加，心排血量增加，收缩压随之升高，而舒张压通常保持不变或仅有轻度降低。在标准蹬车试验中规定，运动收缩压的上限是180mmHg，且非年龄依赖性。运动后，收缩压通常会在6分钟内下降至静息水平，并且可能保持低于运动前的水平达数小时。

运动时血压升高不明显，有的可能是无症状主动脉弓缩窄所致。个别患者在运动后血压不但不升，且血压下降，甚至出现手足冰冷现象，多属于心供血不足等情况，应及时就诊。

运动前后的保护措施

一般的体力活动可增加能量消耗，对健康十分有益。而定期的体育锻炼则可产生重要的治疗作用，可降低血压、改善糖代谢等。建议每天应进行30分钟左右的体力活动，而每周则应有一次以上的有氧体育锻炼，如步行、慢跑、骑车、游泳、做健美操、跳舞和非比赛性划船等。

典型的体力活动计划包括3个阶段：

◆ 开始运动前5~10分钟的轻度热身活动。

◆ 进行20~30分钟的耐力活动或有氧运动。

◆ 放松阶段，约5分钟，逐渐减少用力，使心脑血管系统的反应和身体产热功能逐渐稳定下来。运动的形式和运动量均应根据个人的兴趣、身体状况而定。

改善肺功能的运动

1. 普通运动

合理运动大多有助于改善气血运行，舒畅情志，提高心、肺等器官功能状态，并可能改善身体抵抗力。

一些简单的运动，不需要什么特殊条件，也不需要很大的场所，比如八段锦、太极、易筋经等。这些运动简单易学，十分方便，易于坚持。

另外，如有条件可进行一些户外运动，不同体质、不同年龄，运动方式可不同，体质好、年轻者，运动量大些，如爬山等；而年长或体质差者则运动量不宜过大，如可选择慢跑、快步走等。

户外锻炼心肺功能的运动，可以根据体质状态等选择。

中高强度运动：快跑、骑车、多种球类活动、爬山等。

中低强度运动：慢跑、快步走、八段锦、健身操、太极等。

改善心肺的运动，贵在坚持。但对于体能差或心肺功能较差者，特别注意运动要适度，不可过度，否则易生危险。

适当运动即包括如下几种情形。

①运动要选择自己能做得到的，运动时不觉得太辛苦，还能如常说话。

说话测试：

◆ 轻松程度运动：运动时能唱歌。

◆ 中等程度运动：运动时能如常说话。

◆剧烈程度运动：运动时气喘不能如常讲话

②活动后不觉得十分疲劳，第二天就能恢复正常状态。

③运动后的心率不要超过170－年龄，如一位60岁的人士，运动后的心率在110次（170－60＝110）以内，则属于适当运动范围。

世界卫生组织建议每天进行30分钟以上的中等强度运动，一周至少运动5天。

2.改善心肺功能的运动

一般运动都有助于改善心肺功能，关键在于能否持之以恒。如体操是一很好的运动，尤其是扩胸运动和跳跃运动。

以下3个简单的动作能在家锻炼心肺功能，强度由轻到重，动作的快慢也可因人而异。持之以恒，必有成效。

（1）动作一：合十举臂（强度：初级）

动作要领：

①自然站立，两足平开与肩同宽，身体挺直放松，收腹，表情自然，双目平视，口齿轻闭，呼吸均匀。

②起式为双掌合十紧贴胸前，然后缓缓举向头顶。

③手掌打开，掌心向外，再向左右两侧分开，并向下画圆，再合十，提起向上，紧贴胸前如起式状态。

④双手合十向上时，抬头，眼随手动。双手向外画圆时，头部回正，平视。

⑤运动后，立正，放松，深呼吸5次。

⑥每天可做2组，每组10次。

注意：根据具体体质情况，可快可慢。站立不稳者则采取坐姿。

（2）动作二：原地跑步（强度：中级）

动作要领：

①须穿上运动鞋，保护脚掌。

②原地跑步。

③每天1次，每次20~30分钟。

④跑步的频率，须根据个人体能状态而定，年轻、耐受力好的，可快跑；

如年纪大、体能差的宜慢跑。

⑤运动后，立正，放松，深呼吸10次。

注意：在运动过程中，如有不适应立即停止。严重肥胖、心肺功能特别差者不宜。

（3）动作三：徒手跳绳（强度：高级）

动作要领：

①须穿上运动鞋，保护脚掌。

②模拟跳绳姿势，双手摆动（双手由前往后摆动6次，然后由后向前摆动6次，互相交替），双脚交替跳起。每次10分钟。

③运动快慢须根据个人体能状态而定。

④运动后，立正，放松，深呼吸10次。

注意：以上运动建议每天3次。在运动中，如有不适，须立即停止。严重肥胖、心肺功能差、气管炎、骨质疏松及长者不宜。

高血压的注意事项与预后

高血压患者如何避免发生意外

高血压患者，无论是否有症状，如果血压未能获得控制而持续增高都可导致不同类型的心脏病变。如心室肥厚、心力衰竭、心律失常、心肌梗死等。早期有效控制血压，这些并发症就有机会减少。

高血压患者在清晨有个危险时刻，通常在6：00~10：00之间，血压会达到一天中的最高值，也就是临床上所说的"晨峰值"，很容易诱发心脑血管意外。年长的高血压患者晨醒起时动作要和缓，勿太着急，避免剧烈运动和情绪激动，起床动作要缓慢，亦要避免过早出门运动。

血压控制不佳者，尤其是长者，要避免低头弯腰，尤其是弯腰提重物。这是因为头部突然低于心脏时，就会有大量的血液流向脑部，如果弯腰所提物体过重，会使脑部血压突然增高。这时如果脑部血管有薄弱之处，可导致脑出血。

适当增加睡前饮水量，能改善血液黏度，减少血栓形成。

另外，还要预防运动意外，慎防一些运动形式，如快速跑跳、激烈竞赛、头部位置反复变换的运动方式，这些动作会使血液向头部涌去，有引发脑出血的风险。

高血压的三级预防与中医治未病

高血压一旦确诊之后，就要定期复诊。即使血压十分稳定，没有明显的临床症状，也要认真对待，不可视而不见，听之任之；也不必茫然紧张，不知所措。

一级预防

主要针对高血压的高危人群或针对普通成年人，建议改变生活方式。其目的是消除高血压的危险因素，包括控制体重，戒烟，严格限酒，避免饮食过量及过咸，合理运动，注意生活起居规律，避免工作过度劳累、压力过大及熬夜等。

此相当于中医治未病理论的"未病先防"，即强调要规避病邪、摄身自养来预防疾病的发生。

二级预防

主要针对已经诊断为高血压的早期患者。通过多种必要的检查，早发现、早诊断和早治疗。期望通过合理、及时、有效的措施，防止病情进展，逆转病情。

这时期治疗的重点仍强调基础治疗，即合理运动与饮食及必要的药物治疗，除了将血压保持在合理的范围，还要重视对高脂血症、糖尿病等合并症的控制。

此相当于中医治未病理论的"欲病救萌"，即强调防微杜渐，早期应对。

三级预防

主要针对高血压多年，尤其是血压控制不佳，或已经有不同程度的并发症，采取各种积极有效的措施，防止高血压进一步恶化或产生严重的并发症，或出现其他意外事件，以降低致残率、死亡率。

血压升高或过低，血压波动大，如出现眼花，头晕，恶心呕吐，视物不清，偏瘫，失语，意识障碍，呼吸困难，肢体乏力等须立即到医院就医。

此相当于中医治未病理论的"既病防变""瘥后防复"，即疾病如已较为严重，应防止发生其他变证或病情反复而恶化。

自我测量与记录

高血压患者需要重视自行测量血压，其测量的频度依患者年龄、身体状态、血压波动等情况而定。病情轻且稳定者可每周1~2次，病情不稳定或血压波动大者应多次测量。复诊前7天，最少3天连续量度。复诊当日早上测量1次。

每个时段测血压建议测量2~3次，每次相隔1~2分钟。测量后取平均值进行记录。如果血压特别高或低，应在备注栏记录原因；如有并发胸闷、心悸、气喘等症状，也应做记录。

表4-8　血压记录参考表

日期	时间	收缩压	舒张压	脉搏	备注
	上午				
	下午				
	上午				
	下午				
	上午				
	下午				
	上午				
	下午				
	上午				
	下午				
	上午				
	下午				
	上午				
	下午				
复诊当日					
	上午				
	下午				

高血压的预后

　　高血压是常见病和多发病，一般意义上大多数是原发性高血压而且是一种终身性疾病。高血压的预后取决于血压及相关并发症或合并症的控制情况。

　　中风、肾衰竭、心力衰竭等严重并发症，与血压控制好坏有密切关系。

如果血压控制良好，有效防范各种并发症及合并症，则预后良好，虽有高血压，也能健康长寿。

平日不重视血压控制、不注重健康的生活方式、不戒烟酒、性情急躁等危险因素越多，靶器官的损害程度就越大，并发症也出现得越早，而一旦发生与心、脑、肾等器官有关的严重并发症，就会导致严重后果，多难长寿，或即使长寿，也不健康，生活质量差。

短时间的紧急血压升高可导致脑出血等严重并发症。长期血压升高会造成血管内皮细胞的损伤，吸烟也会造成血管内皮细胞损伤。血压进一步升高会造成内膜甚至中层断裂。一旦出现这些情况，血液会在受损处出现沉积，久之则可能造成血管堵塞，引起脑梗死、心肌梗死、肾衰竭等。

表4-9 高血压的预后分析

预后	分析
早治康复， 生活调养莫放弃	早期诊断、早期治疗，并强调改善生活方式，血压恢复正常，无特殊不适，但平时需要注意调养复查。这种情况很常见
病犹无病， 合理治疗可长寿	血压虽升高，但合理应对，性情平和、饮食不咸、戒烟戒酒，虽患病却无明显并发症与合并症，可获得健康长寿。这种情况很常见
逃过劫难， 带病延年靠意志	有些患者起初不知患有高血压或没有合理控制，结果出现心肌梗死、轻微中风等，经过抢救，逃出鬼门关，从此严格医治，合理调养，与病共存。这种情况不少
暴病身亡， 今生无缘再后悔	平时血压高，却不重视，或性情急躁，不就诊，或就诊却不听医嘱，可能血压骤升，或中风或心梗，抢救不及，撒手人寰。这种情况极少
劫后残生， 此恨绵绵无绝期	高血压无合理控制，或久病贻误，出现慢性并发症，如肾衰竭、中风后遗症等，严重影响日常生活质量。这种情况较少

改变生活方式，合理控制血压

——给刚刚发现血压升高的朋友的一封信

2013年有亲人来访，顺便给他测量了血压，发现其血压升高明显。嘱其定期检查血压，后获知平时血压仍高。由于不常见面，又知其性格暴躁，工作繁多，故写一信寄出。

事隔多年，亲人按照信件内容实践血压控制方案，现血压稳定正常，无其他不适，体检一切正常。

平时也有很多亲友通过种种渠道，咨询有关血压、血糖、痛风、肾病等健康问题，由于该信件内容具有一定代表性，故附录于此，作为本书的结语，供有需要的朋友参考，也借此祝福天下读者朋友平安健康。

尊敬的 × 先生：

您好！

意外发现您有高血压，虽担心，但毕竟早期发现问题，也是万幸！重视了高血压这个问题，高血压本身将不再是问题。

以下整理了一些高度浓缩的资料，供您参考。

高血压已严重影响人们的身体健康，全球估计每年有近千万人死于高血压。高血压早期发现并合理治疗，一般不会对健康有很大损害，但如果长期误诊、漏诊或者明确诊断了高血压却不加以合理治疗等，都可能导致严重的问题，这些问题主要指高血压所导致的各种并发症，包括中风、心肌梗死、肾衰竭、猝死等，直接影响患者的寿命和生活质量。

高血压的发病除了与家族遗传因素有关外，多与不良的生活方式及精神因素等有关。不良的生活方式很多，主要包括饮食结构不合理，如过量饮食，过食高脂、高糖、高盐食物，及心理压抑、紧张、暴躁，喝水少、运动少、饮酒、抽烟及熬夜等。

治疗方面，分成两步走：

第一步：不服药，但改善生活方式1~3个月，观察负压的变化，具体措施如下：

1. 饮食

首先应该留意饮食，勿过量。建议最好能早餐多吃些，中午少些，晚上最少，并且晚餐要早些吃，且晚餐后不宜再吃夜宵。此外，还要注意均衡、清淡饮食，清淡并不是只吃水煮青菜，而是强调不要过咸、过油腻等。平时以五谷杂粮为主，适当多吃蔬菜和水果，盐的摄入量每日应低于6g。含盐分高的食物，如榨菜、豆腐乳等均为高钠食物，应该尽量避免。

从问诊中知道×先生特别喜欢"重口味"，吃什么都要多加盐。这一点一定要尽快改掉。

另外，尽量不吃胆固醇高的食物，如动物的内脏等，避免辛辣刺激及油炸食品。

多食杂粮、粗粮，并吃一些对降脂、降压有帮助的食物，如海带、木耳、芹菜等，还可以吃一些富含维生素C的食物如西红柿、猕猴桃等。维生素C有促进脂肪代谢的作用。

此外，饮食要有规律，养成健康的饮食习惯，不可暴饮暴食。进餐速度要减慢，每餐进餐时间在半小时左右。尽量减少应酬，避免外出饮食。

2. 戒烟戒酒

吸烟喝酒对高血压均无益处，吸烟可令血管内皮细胞粗糙，促进血栓形成，酒精可直接导致血压升高。尽量不喝浓咖啡、浓茶等刺激性饮品。适量多饮水，不但有益于大便通畅，更对降低血液黏度，防止血栓形成有一定帮助。

3. 适量运动

×先生现在体重稍有超重，除了合理控制饮食之外，还应加强运动，降低体重，但运动也不可过量，如进行较剧烈的运动，争取在运动中与运动后测量几次血压，如发现运动过后血压上升、出现心悸，那么要逐渐减少运动量甚至暂时停止运动。只有在血压较稳定的状态下，才能进行较剧烈的运动。

避免参加比赛性质的运动，平时避免提过重物品。可选择运动量小的散步、打太极拳等方式锻炼。

4. 减轻压力

追求事业成功的压力是巨大的，但谋事在人，成事在天，应量合理、适度地安排工作以减缓生活节奏，尽量顺其自然。轻度高血压可通过调整生活节奏、良好的休息和充足的睡眠而恢复正常，因此要避免过度忙碌。

再者，×先生目前血压仍不稳定，切不可长途驾车，开车超过1~2小时，一定要停车休息。

5. 心境平和

生气和愤怒可诱发血压升高，应该改变易激动、暴躁等不良性格，保持心绪平和、轻松、稳定。同时保持规律的休息，保障充足的睡眠，有助于减轻因情绪激动、精神紧张、身心劳累等促使血压升高的情况。

讲话不可过快、尽量以商量的口吻与对方交谈，可缓解精神紧张。

6. 测量血压

要充分了解自己血压的状态，每周最少需要测量1~3次血压，以便了解血压变化，调整治疗方案。要避免环境因素对血压的影响，寒冷的刺激可使血管收缩，血压升高；太热的水洗澡会使血管舒张，血压降低，也需要注意。

建议建立一个健康记录本，随时记录血压波动情况及其原因，并注意及时安排一次全面的体检。

第二步：必要的药物治疗

如果经过1~3个月的饮食、生活调养，血压已经下降到正常，则不用服用降压药，但仍需坚持第一步所有的措施。

如血压仍未能下降，或未能达到合理的水平，如血压不能达到130/80mmHg以下，则必须考虑药物治疗。

在用药物治疗时，首先可用中医药方法治疗。用药后如血压降至理想水平后，并保持血压平稳，则应继续观察，切不可认为血压下降了就万事大吉。血压长期过高会导致心、脑、肾等靶器官损害，但降压治疗要循序渐进，如血压下降过快、幅度过大会导致心、脑、肾等靶器官的损伤，可出现头晕甚至晕厥等症状。经治疗，血压得到满意控制后，可强化运动，改善血管基本状态，遵医嘱减少药物剂量。

特别要指出的是，由于高血压通常不是单纯的血压问题，还涉及很多器官的并发症和合并症问题，因此，最后也是最重要的一点，就是要坚持规律就医。

总结一句话：避免饮酒，戒烟，食勿太咸，适当多喝些水，作息合理，不过度疲劳，身心安泰，及时就医，安全保健康。

徐大基敬上

参考文献

［1］ 中国高血压防治指南修订委员会．中国高血压防治指南2018年修订版［J］．心脑血管病防治，2019，19（1）：1-44．

［2］ 吴可贵，曹开淇，陈达光，等．气候因子与高血压脑出血死亡关系的初步研究［J］．福建医药杂志，1991，13（2）：3-5．

［3］ 黄春林，朱晓新．中药药理与临床手册［M］．北京：人民卫生出版社.2006：334-356．

［4］ 清.余震，徐大基.古今医案按［M］．北京：中国医药科技出版社.2020：15．

［5］ 朱良春.中医临床家·朱良春［M］．北京：中国中医药出版社.2001：167-168．

［6］ 徐大基.中西医结合肾脏病咨询手册［M］．广州：广东科技出版社.2010：138-139．

［7］ 罗云坚，孙塑伦.中医临床治疗特色与优势指南［M］．北京：人民卫生出版社.2002：202-207．

［8］ 徐大基.肾病治疗与中医调养［M］．香港：商务印书馆.2015：110-118．

［9］ 张晨，王保和.高血压眼底病变的中医药治疗进展［J］．天津中医药.2016，33（7）：445-448．

［10］ 余月娟.中医辨证治疗原发性高血压视网膜病变［J］．河南中医.2001，21（1）：33．

［11］ 徐大基.糖尿病治疗与中医调养［M］．香港：商务印书馆.2014．

［12］ 张琪.张琪临床经验辑要［M］．北京：中国医药科技出版社.1998：200．

［13］ 中华医学会糖尿病学分会、中华医学会外科学分会.手术治疗糖尿病专家共识［J］．中华糖尿病杂志.2011，3（3）：205-208．

［14］ 张佩青.国医大师张琪［M］．北京：中国医药科技出版社.2011：210-212．

［15］ 中国老年医学会高血压分会．老年人异常血压波动临床诊疗中国专家共识［J］．中华高血压杂志，2017，25（2）：132-140．

［16］ 李连江，马晓玲.三七粉和水蛭粉3：1配制胶囊治疗间歇性跛行患者疗效观察［J］．

新中医.2015, 47 (10): 81.

[17] 田盼盼, 李军.冠心病不稳定性心绞痛的中医治疗方法 [J]. 吉林中医药.2019, 39 (7): 972-976.

[18] 邓铁涛.中医临床家·邓铁涛 [M]. 北京: 中国中医药出版社.2001: 9-15.

[19] 朱步先, 何绍奇, 朱胜华, 等.朱良春用药经验集 [M]. 长沙: 湖南科学技术出版社.2005: 55, 96-97.

[20] 孙国杰.针灸学 [M]. 北京: 人民卫生出版社.2000: 905-906.

[21] 阙平, 牛阳.年龄相关性白内障的中医研究和治疗进展 [J]. 辽宁中医杂志.2017, 44 (2): 429-432.

[22] 卢水焕, 莫云.老年人餐后低血压研究进展 [J]. 医学综述.2013, 19 (13): 2387-2389.

[23] 孙祁.儿童青少年高血压的研究进展概况 [J].赤峰学院学报 (自然科学版), 2017, 33 (15): 73-76.

[24] 汪文月, 李昭屏.妊娠期高血压疾病的血压管理 [J]. 医学综述.2019, 25 (14): 2826~2831.

[25] 中国老年医学学会高血压分会.老年人异常血压波动临床诊疗中国专家共识 [J]. 中国心血管杂志.2017, 22 (1): 1-11.

[26] 李婧雯, 张晓卉, 尹新华.肥胖相关高血压的研究进展 [J]. 临床与病理杂志.2020, 40 (4): 1006-1009.

[27] 郎睿, 张潇彤, 王娟, 等.调肝理脾法治疗体位性高血压1例 [J]. 北京中医药.2017, 36 (2): 179-180.